TRAVAUX SCIENTIFIQUES

DES

PHARMACIENS MILITAIRES FRANÇAIS

PAR

A. BALLAND

PHARMACIEN-MAJOR DE PREMIÈRE CLASSE
MEMBRE DE LA SOCIÉTÉ DE PHARMACIE DE PARIS

PARIS

ASSELIN ET Cie
LIBRAIRES DE LA FACULTÉ DE MÉDECINE
Place de l'Ecole-de-Médecine

1882

TRAVAUX SCIENTIFIQUES

DES

PHARMACIENS MILITAIRES FRANÇAIS

CORBEIL. — TYP. ET STÉR. CRÉTÉ.

TRAVAUX SCIENTIFIQUES

DES

PHARMACIENS MILITAIRES FRANÇAIS

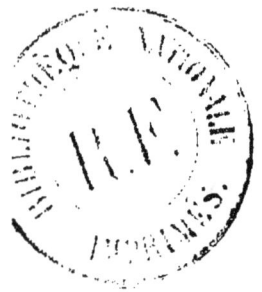

PAR

A. BALLAND

PHARMACIEN-MAJOR DE PREMIÈRE CLASSE
MEMBRE DE LA SOCIÉTÉ DE PHARMACIE DE PARIS

PARIS

ASSELIN ET Cie

LIBRAIRES DE LA FACULTÉ DE MÉDECINE

Place de l'Ecole-de-Médecine

—

1882

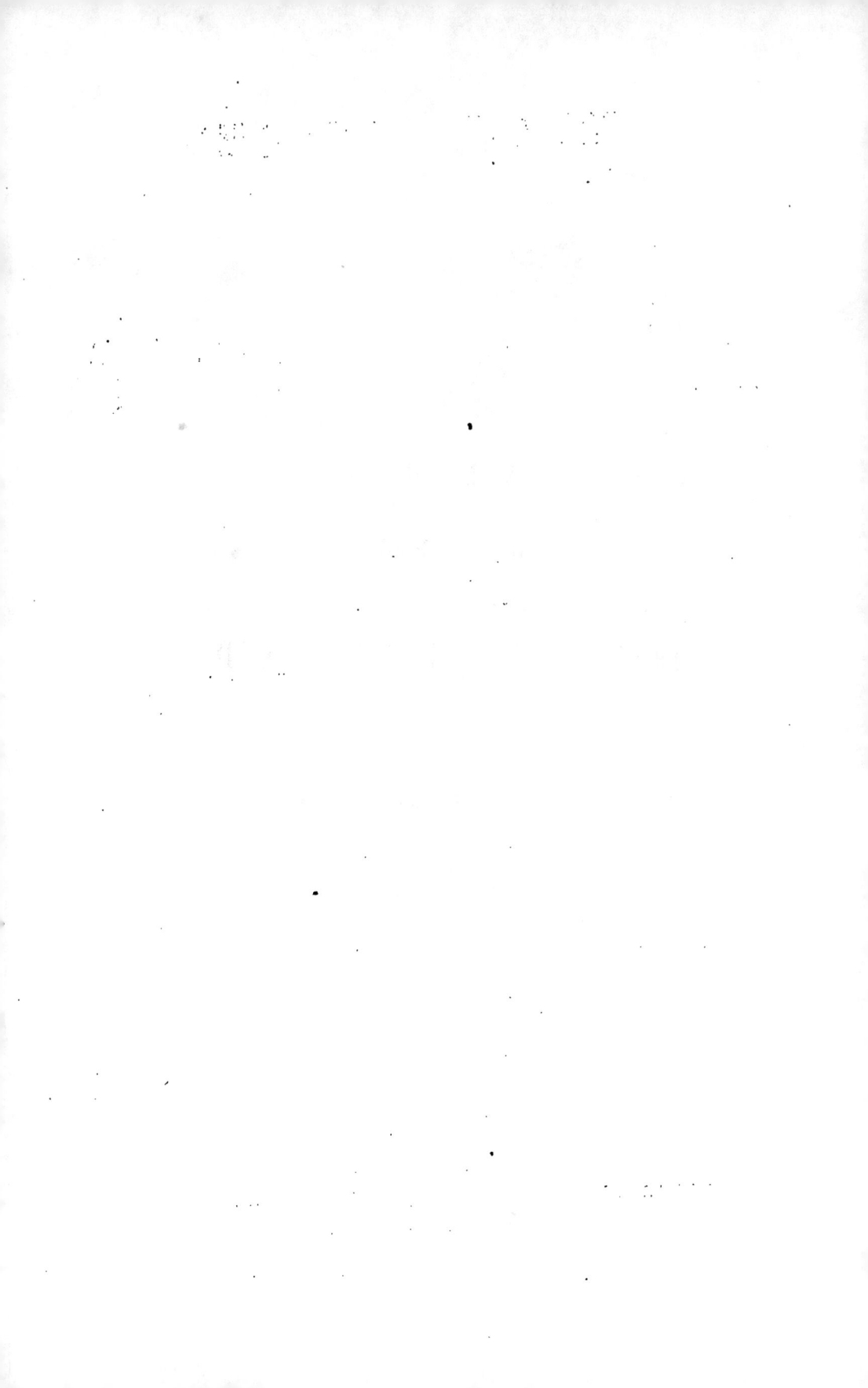

A LA MÉMOIRE

DE MON PÈRE

JEAN-DENIS-FÉLIX BALLAND

Mort le 21 Novembre 1881

Évitons les distinctions blessantes sans nécessité. Cherchons ce qui rapproche, ce qui élève et encourage.

Bussy. Discours sur les rapports à établir entre la médecine et la pharmacie dans l'armée. (*Académie de médecine, séance du 15 juillet* 1873.)

Dumas. *Id., séance du 29 juillet* 1873.

Dites que vous voulez des pharmaciens encore plus instruits que ceux qui ont jusqu'ici figuré dans les cadres de l'armée, personne n'y contredira. Mais éloigner des troupes les conseils et la surveillance des sciences chimiques, c'est une erreur que rien ne justifie. Amoindrir la pharmacie, ce n'est pas grandir la médecine.

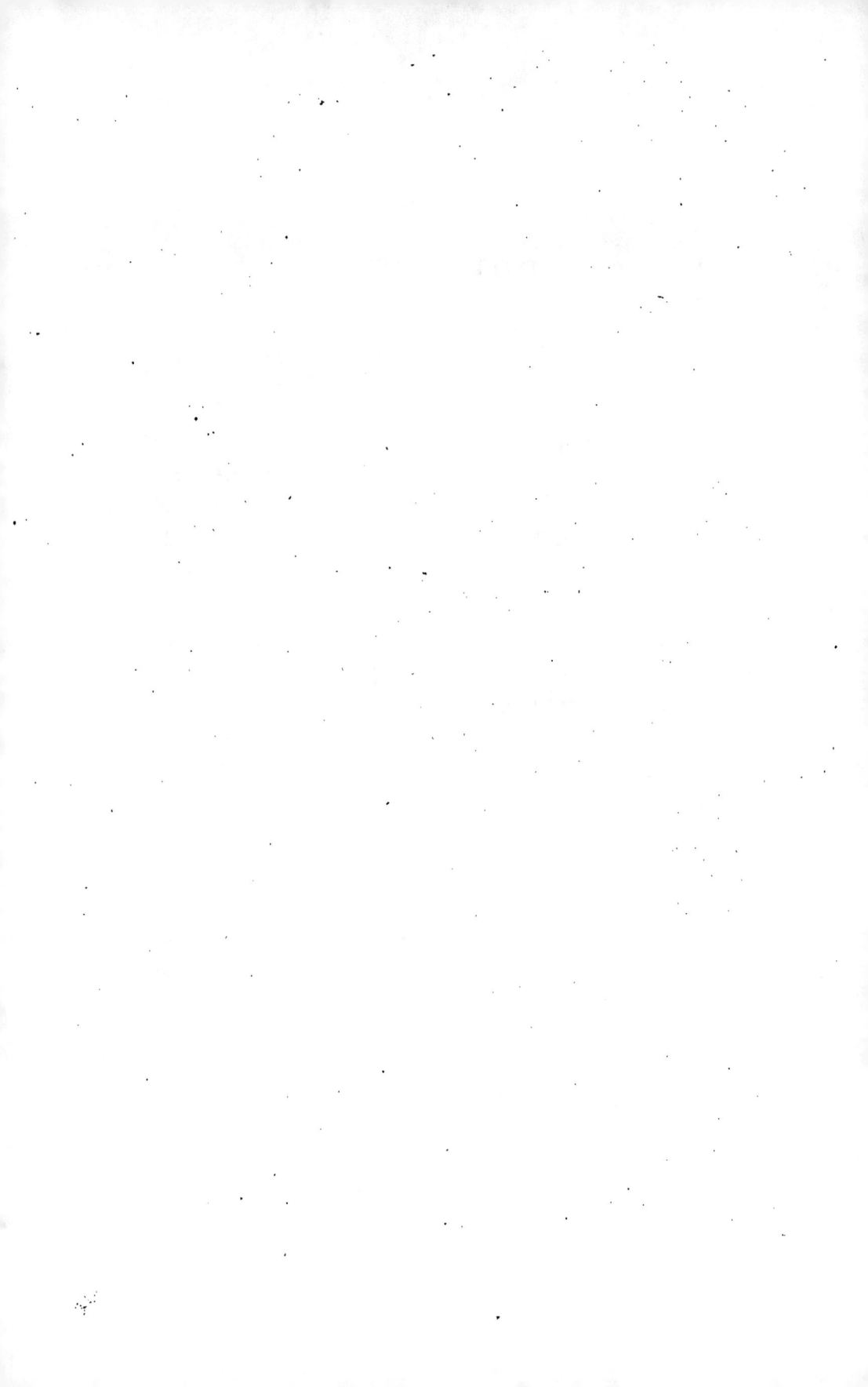

PRÉFACE

L'exposé méthodique des progrès accomplis avec le concours des pharmaciens militaires français mériterait d'être retracé dans un ouvrage complet ; mais pour traiter d'une manière satisfaisante un sujet aussi étendu, il faudrait posséder pleinement l'ensemble des sciences physiques et naturelles. Un tel travail était naturellement au-dessus de mes forces.

Le présent ouvrage, plus modeste, n'est pour ainsi dire que l'ébauche du précédent. Il donne intégralement les titres des travaux que j'ai pu recueillir depuis 1700 jusqu'à nos jours. Par un sentiment de réserve que l'on appréciera, et auquel il m'eût été agréable de me soustraire, je n'ai pas cru devoir citer (à part une seule exception) les travaux des pharmaciens militaires qui sont encore au service.

C'est donc, avant tout, l'œuvre du passé.

Malgré les années que j'y ai consacrées, il présente nécessairement de nombreuses lacunes. — Tous ceux qui se sont occupés de bibliographie savent combien les travaux de ce genre, même les plus achevés, sont loin de la perfection. — Il suffira néanmoins, je l'espère, pour faire apprécier à sa valeur un corps dont les services semblent avoir été entièrement oubliés et pour montrer combien on est, aujourd'hui, injuste à son égard.

BALLAND.

Paris, mai 1882.

INTRODUCTION HISTORIQUE

I

« La médecine, la chirurgie et la pharmacie étaient dans l'origine un seul et même art exercé par les mêmes hommes; mais lorsque l'art de guérir fit des progrès, on fut obligé de le diviser en plusieurs branches afin de le conduire à la perfection dont il est susceptible. Dès que la pharmacie devint une profession séparée, on sentit la nécessité de la soumettre à des lois sages et invariables. Tous les gouvernements ont étendu leur sollicitude sur un objet qui intéresse si essentiellement la santé et la vie des hommes. En France, Charles VIII et ses successeurs jetèrent les premiers fondements de la police de la pharmacie; mais ce ne fut que sur la fin du règne de Louis XIII que cette partie de notre législation acquit quelque fixité (1). » A cette époque, Richelieu reprenant l'organisation de l'hôpital ambulant (*ambulance*) créé par Sully pendant le siège d'Amiens en 1597, venait de doter l'armée de son premier hôpital sédentaire (hôpital de Pignerol).

L'État nominatif suivant cité par Gama (2) se rapporte à la création de cet hôpital. C'est le premier document relatif au service de santé militaire où l'on trouve la médecine et la pharmacie associées à la chirurgie, de beaucoup plus ancienne dans l'armée.

---

(1) Extrait du rapport de Carret (du Rhône) sur l'organisation de la pharmacie. (*Séance du Tribunat du* 19 *germinal* an xi.)

(2) GAMA, *Esquisse historique du service de santé militaire*, p. 88. Paris, Baillière, 1841.

Estat des officiers retenus pour l'hospital de l'armée du Roy destinée pour servir en Italie, à chacun desquels seront payez par mois les appointements qui en suyvent à commencer du 1ᵉʳ janvier de la présente année 1630 :

Médecins.

Au sieur Cytois, médecin du Roy, par mois........................ 150 livres.
Au sieur de Mallebranche, autre médecin de Sa Majesté............. 150 —
Au sieur Bertault, autre médecin du Roy......................... 150 —

Chirurgiens.

A N. Bertereau, premier chirurgien dudit hospital, par mois.......... 120 livres.
A Gilles Vivant, autre chirurgien................................ 100 —
A Pierre Leroy, idem .... 100 —
A Jacques du Laurent, idem .... 100 —
A N. La Jarry, idem .... 100 —

Apoticaires.

A N. Perdreau, apoticaire du dit hospital, par mois................. 100 livres.
A N. Laforest, idem.. 100 —

Fait à Lyon, le 29ᵉ jour de janvier 1630.

Signé : Le cardinal de Richelieu.

Si de fait la pharmacie militaire existait en 1630, il faut aller jusqu'à Colbert et à Louvois et même au delà pour trouver, avec une organisation régulière des hôpitaux militaires, ses attributions nettement définies.

Ce n'est que de 1718 que date l'institution d'officiers de santé attachés d'une manière permanente à ces établissements. Le règlement du 20 décembre 1718 *que le Roy veut estre observé à l'avenir dans les hôpitaux de ses troupes* s'étend, avec beaucoup de détails, sur les fonctions des médecins, chirurgiens et apothicaires.

Comme on a déjà pu le remarquer par la citation qui précède, les trois professions sont loin de jouir de la même égalité : suivant les préjugés du temps, la médecine a la suprématie sur ses deux rivales. Avant d'être admis dans un hôpital, le chirurgien-major et l'apothicaire-major, de même que les médecins secondaires, devaient justifier de leurs connaissances devant le premier médecin qui leur faisait subir un examen.

Le recrutement n'avait rien de régulier : il était localisé et se faisait d'après les besoins, souvent même parmi des hommes complètement étrangers aux traditions du service hospitalier. On comprend que la faveur devait y jouer le plus grand rôle.

Les révocations étaient tout aussi arbitraires (1).

Dans les Ordonnances et Règlements postérieurs à 1718, les situations apparaissent plus nettes. Les chirurgiens et les apothicaires qui étaient primitivement *à la solde des entrepreneurs* passent *au compte du roi* et sont commissionnés par le ministre de la guerre.

Il est établi en 1747 des *Formules de pharmacopée pour les hôpitaux militaires du roi avec l'état des drogues qu'il faut approvisionner* (2).

Des élèves surnuméraires ayant au moins trois années de stage chez un maître en chirurgie ou chez un maître en pharmacie remplacent les anciens garçons chirurgiens et apothicaires, hommes sans éducation qui végétaient dans les hôpitaux sans espoir d'arriver à aucun grade.

Des *amphithéâtres* (écoles du service de santé) sont organisés à Strasbourg, Metz et Lille avec des charges spéciales de médecins-professeurs, de chirurgien-major et d'apothicaire-major démonstrateurs *pour former en médecine, en chirurgie et en pharmacie des officiers de santé pour le service des armées.* (Règlement du 22 décembre 1775.)

Les places commencent à être données au concours. L'avancement se fait d'une façon plus équitable et suivant une hiérarchie qui comprend des *majors*, des *aides-majors*, des *sous-aides-majors* et des *élèves surnuméraires*.

Enfin, le service tend à se centraliser. La *Commission* (Conseil de santé) *chargée de diriger le service de la médecine, de la chirurgie et de la pharmacie* qui était composée à son origine (1772)

---

(1) Il convient de faire une exception au sujet de l'apothicaire-major des Invalides qui jouissait de prérogatives spéciales. Il était nommé au nom du roi en vertu d'un brevet qui lui était délivré par le ministre de la guerre et lui conférait, après six années consécutives de services à l'Hôtel, le droit d'exercer la maîtrise « en la bonne ville de Paris, sans qu'il soit sujet à subir d'examen. » (Édit de 1676.)

Le même droit de maîtrise appartenait aux apothicaires du roi et de son état-major. (LAUGIER et V. DURUY, Pandectes pharmaceutiques. *Paris*, 1837.)

(2) Ces *formules* ont été remplacées à partir de 1761 par des *Formulaires* dont les éditions ont été renouvelées plusieurs fois :

Formulæ medicamentorum nosodochiis militaribus adaptatæ. *Cassela*, 1761, in-8.

Formulæ medicamentorum nosodochiis militaribus adaptatæ, digestæ et auctæ. *Parisiis*, 1766 et 1781.

Formulaire pharmaceutique à l'usage des hôpitaux militaires français, rédigé par le conseil de santé des armées et approuvé par le ministre secrétaire d'État de la guerre. 1re *édition* an II, 2e *édition* an V, 3e *édition* 1812, 4e *édition* 1821, 5e *édition* 1839, 6e *édition* 1857, 7e *édition* 1870.

de six médecins-inspecteurs et de deux chirurgiens-inspecteurs est modifiée au profit de la pharmacie et ramenée à trois membres : un médecin-inspecteur, un chirurgien-inspecteur et un *apothicaire-major des camps et armées pour l'analyse des remèdes.* (Ordonnance du 26 février 1777.)

Lorsque cette commission est de nouveau modifiée par la création d'un Conseil d'administration des hôpitaux (1), le chirurgien-inspecteur est remplacé par un médecin-inspecteur et l'apothicaire-major prend le titre de *vérificateur des pharmacies.* C'était un échelon de plus dans la hiérarchie et un premier pas vers l'indépendance.

« Le vérificateur des pharmacies entretiendra une correspondance régulière avec tous les apothicaires en chef des hôpitaux du royaume et des armées. — Il lui est enjoint de faire des tournées annuelles pour inspecter les pharmacies. — De trois mois en trois mois, il remettra au conseil d'administration des hôpitaux les états de consommation et d'approvisionnement de chaque hôpital. — Il analysera les remèdes douteux ou nouveaux. » (Ordonnance du 1er janvier 1780.)

Quant aux inégalités professionnelles signalées au début, elles persistent à un moindre degré. La chirurgie forte par le nombre, par ses études, par ses relations plus intimes avec l'armée et par les grands noms de Petit, de Louis et de Lapeyronie, lutte sans relâche contre les tendances autoritaires de la médecine et arrive presque à marcher de pair avec elle. La pharmacie, qui n'a pour elle ni le nombre ni un contact aussi direct avec l'armée, paraît indifférente à ces luttes : elle est subordonnée à la médecine et à la chirurgie, mais elle commence à se faire connaître du monde savant. C'est du laboratoire d'un apothicaire-major que sortent, en 1774, trois ans avant les travaux de Lavoisier, ces *essais d'expérience sur les précipités mercuriels* (2) qui vont détruire la doctrine de Stahl et jeter la chimie dans des voies nouvelles. C'est par là qu'elle prépare son émancipation. Elle ne l'acquerra, comme la chirurgie, qu'en 1792. « Il fallut une révolution, dit à

(1) Ce conseil d'administration présidé par le secrétaire d'État de la guerre était composé d'un commissaire ordonnateur, intendant des armées, de deux médecins inspecteurs généraux, d'un vérificateur des pharmacies et d'un commissaire des guerres. Il n'eut qu'une courte durée.

(2) BAYEN, *Essais d'expériences sur les précipités mercuriels dans la vue de découvrir leur nature.*

ce propos le médecin-inspecteur Bégin, pour établir une égalité parfaite entre des sciences qui doivent se prêter un appui mutuel et qui concourent ensemble, quoique par des procédés divers, au même but et pour faire comprendre que tous les services rendus à l'humanité, comme tous les travaux qui agrandissent le domaine de l'intelligence, sont également honorables.(1). »

II

Nous arrivons à la Convention nationale.

« La République ne veut rien épargner pour le rétablissement de ses défenseurs ; mais elle entend que toutes les dépenses qu'elle y destine tournent véritablement à leur avantage ; elle condamne également la parcimonie et la déprédation. »

« Les hôpitaux militaires sont mis en régie au compte de la nation. »

« Les militaires de toutes armes, ainsi que les citoyens employés au service des armées seront traités, dans leurs maladies, aux frais du trésor public sous la seule réduction de la retenue opérée sur leur solde, en proportion de leur grade. »

« Il est attaché à chaque armée un premier médecin, un premier chirurgien et un pharmacien principal — et à chaque hôpital un médecin en chef, un chirurgien en chef et un pharmacien en chef qui ont, chacun dans leur partie, la police et la surveillance des officiers de santé leurs collaborateurs. Ceux-ci seront partagés en trois classes et traités, tant pour le numéraire que pour les indemnités, comme les officiers auxquels ils sont assimilés, savoir : les médecins, chirurgiens et pharmaciens en chef d'armée aux généraux de brigade ; les médecins, chirurgiens et pharmaciens de la première classe aux chefs de brigade ; les médecins, chirurgiens et pharmaciens de la deuxième classe aux capitaines ; les médecins, chirurgiens et pharmaciens de la troisième classe aux lieutenants. »

« Il est créé un Conseil central de santé composé de trois médecins, trois chirurgiens et trois pharmaciens (2) chargés d'indi-

(1) BÉGIN, *Études sur le service de santé militaire*, p. 16. Paris, Baillière, 1849.
(2) L'une des places dans chaque profession pouvait être donnée à un membre civil : c'est ainsi que les membres du Conseil de santé de 1793 furent Biron, Lassis

quer toutes les précautions propres à préserver la santé des troupes ; d'inspecter les officiers du service de santé ; de les répartir dans les différents postes ; d'encourager leurs recherches scientifiques ; de fournir au ministre de la guerre tous les renseignements pouvant l'éclairer sur le choix et la nomination de ces officiers aux divers grades ; de visiter le magasin général des médicaments de Paris ; de diriger, par une correspondance suivie, les cours d'instruction établis dans les hôpitaux militaires du Val-de-Grâce, de Lille, de Metz, de Strasbourg et de Toulon. »

« Les *chefs de santé* de chaque armée formeront un Conseil de santé qui correspondra directement avec le conseil central. Ils devront prendre une connaissance exacte de la situation des camps, de la qualité des eaux, de celle des aliments, visiter les tentes, etc. »

« Il y aura dans chaque hôpital militaire fixe un directoire d'administration composé des trois officiers de santé en chef

et Théry pour la médecine ; Chevalier, Daignan, Antoine Dubois pour la chirurgie ; Bayen, Parmentier et Pelletier pour la pharmacie.

Nous donnons à titre de curiosité un ordre de service d'un pharmacien de 3e classe datant de cette époque :

HOPITAUX
militaires.

—

N°

RÉPUBLIQUE FRANÇAISE.

ÉGALITÉ, LIBERTÉ, FRATERNITÉ

COMMISSION DE SANTÉ

Le gouvernement provisoire de la France est révolutionnaire jusqu'à la Paix.

L'inertie du gouvernement étant la cause des revers, les délais pour l'exécution des Lois et des mesures de salut public seront fixés ; la violation des délais sera punie comme un attentat à la Liberté.

Paris, le 13 *Prairial an deuxième de la République française, une et indivisible.*

La Commission de santé,

A ....

La Commission de santé t'invite, citoyen, à te rendre sur le champ et sans délai à l'hôpital militaire de Fontainebleau pour y faire provisoirement le service de pharmacien de 3e classe, jusqu'à ce que tu reçoives une commission.

Salut et fraternité.

Suivent les signatures de LASSIS, ANT. DUBOIS, BAYEN et THÉRY.

chargés du service, du commissaire des guerres et du directeur de l'hôpital. »

« Il y aura de plus un conseil d'administration qui, indépendamment des membres du directoire, se composera d'un officier général, des officiers commandant les différents corps de la garnison, du commandant de la place, des chirurgiens-majors en garnison dans la place et d'un officier municipal. »

Tels sont les articles les plus saillants des lois et décrets de 1792 à 1794 relatifs à la médecine, à la chirurgie et à la pharmacie dans l'armée (1).

Ces dispositions libérales eurent pour résultat d'imprimer de suite au service de santé, et en particulier à la section de pharmacie, un surcroît d'activité dont on retrouve les traces dans les écrits scientifiques du temps. Elles tournèrent au profit du service et, à quelque temps de là, Biron pouvait écrire (2) :

« La considération ajoutée à l'état des pharmaciens a attiré dans le service des hôpitaux des hommes distingués par leurs connaissances en physique, en histoire naturelle, en chimie et dans les arts qui en dépendent. Les services qu'ils ont rendus dans les circonstances nombreuses où l'emploi des procédés chimiques doit éclairer la pratique, les recherches ou les décisions de la médecine ont suffisamment justifié la distinction honorable

(1) C'est en parlant de cette époque, où les trois sections de santé jouissaient de la plus parfaite égalité et où le Conseil de santé des armées possédait des pouvoirs si absolus qu'il pouvait en référer directement avec les pouvoirs publics, que Gama écrivait : « Jamais l'accord qui existait entre les officiers de santé des différents grades n'était troublé, jamais subordination ne fut plus parfaite que celle qu'ils observaient, sans nulle contrainte, même dans les plus nombreuses réunions des grands services. » (Gama, *loc. cit.*) Il n'est pas sans intérêt de rappeler ces lignes d'un ancien médecin inspecteur aussi autorisé, aujourd'hui que de nouveaux venus prétendent que la direction médicale ne saurait exister sans la subordination de la pharmacie.

(2) BIRON, *Discours sur le perfectionnement de la médecine militaire.* Paris, 1815.

Un autre médecin-inspecteur, Bégin, dans une analyse sommaire des travaux accomplis depuis 1792 par les officiers de santé militaires, s'exprimait ainsi au sujet des pharmaciens : « Enfin, la pharmacie, placée au même rang que les deux autres branches de l'art, a partout recueilli les richesses naturelles, intéressantes ou utiles et servi l'hygiène en analysant les eaux potables ou minérales, en désinfectant les lieux contaminés, etc.; elle a cherché, dans les productions indigènes, des médicaments exotiques qui manquaient à l'armée comme au commerce ; on lui doit l'introduction, dans la préparation de certains médicaments, des procédés plus économiques et plus propres à leur conserver toutes leurs propriétés ; elle a contribué enfin aux travaux de l'industrie, relativement aux substances alimentaires, et apporté un contingent considérable aux progrès de la chimie. » (Bégin, *loc. cit.*, p. 199.)

accordée par le règlement du 20 juin 1792 (l'égalité absolue des trois professions). »

Il n'y a pas encore de cadres réguliers. L'effectif est variable suivant la force des armées ; l'avancement a lieu exclusivement au choix ; le recrutement se fait par la conscription, par des appels successifs et par des réquisitions.

L'uniforme est semblable pour les trois sections et ne présente de différence que dans le collet qui est en velours noir pour les médecins, en velours cramoisi pour les chirurgiens et en velours vert pour les pharmaciens. Les divers grades sont indiqués par des broderies qui sont également les mêmes.

On peut avoir une idée de la répartition du personnel de santé pendant les guerres de l'Empire en parcourant la *situation de la grande armée au 15 juin* 1812, telle qu'elle est donnée par M. le colonel Pierron d'après les archives du dépôt de la guerre (1).

Le service de santé attaché *à l'administration du quartier impérial* comprenait un médecin, deux chirurgiens-majors et un pharmacien-major.

Le service de santé appartenant *à l'administration générale de l'armée :*

Un médecin en chef et trois médecins.

Un chirurgien en chef, quatre chirurgiens-majors, quatre aides, seize sous-aides.

Un pharmacien en chef, trois pharmaciens-majors, trois aides, six sous-aides.

Deux régisseurs généraux des hôpitaux.

Un garde-magasin général, un caissier, deux économes, seize commis et deux ouvriers.

Le personnel de chaque division d'ambulance se composait, d'après Larrey, d'un chirurgien-major ou de première classe, de deux chirurgiens aides-majors ou de deuxième classe, de douze chirurgiens sous-aides ou de troisième classe, d'un médecin et d'un pharmacien aide-major : deux des chirurgiens sous-aides remplissaient les fonctions de pharmaciens de ce grade (2).

---

(1) Pierron, *Les méthodes de guerre actuelle et vers la fin du* XVIIIe *siècle*, t. II, p. 1517 et 1518. Paris, Dumaine, 1876-1877, 2 vol. in-12.
(2) BÉGIN, *loc. cit.*, p. 175.

III

Quelque temps après le licenciement général de l'armée provoqué par la Restauration, le service de santé est de nouveau réorganisé. Les hôpitaux d'instruction du Val-de-Grâce, de Lille, de Metz et de Strasbourg, supprimés en 1804 par suite des nécessités de la guerre, sont rétablis. Le Conseil de santé qui, depuis la Convention, avait été modifié plusieurs fois, est reconstitué et composé de trois membres : un médecin-inspecteur, un chirurgien-inspecteur et un pharmacien-inspecteur. (Ordonnance de 1816.)

Enfin, il est créé pour le temps de paix un cadre permanent de 917 officiers de santé comprenant 59 médecins, 711 chirurgiens et 147 pharmaciens. (Ordonnance de 1824.)

Ce cadre est modifié comme il suit par l'ordonnance du 12 août 1836 :

Médecins.....	Inspecteurs..	2
	Principaux......	8
	Ordinaires............................	53
	Adjoints	24
Chirurgiens ..	Inspecteurs.....	2
	Principaux...........	13
	Majors...............................	233
	Aides-majors.	374
	Sous-aides	410
Pharmaciens..	Inspecteurs	1
	Principaux...........................	8
	Majors...............................	27
	Aides-majors........................ ..	59

La même ordonnance élevait de trois à cinq les membres du Conseil de santé et supprimait les pharmaciens sous-aides. Pour être nommé pharmacien aide-major, on devait passer par le grade de chirurgien sous-aide : il en résultait que les chirurgiens sous-aides étaient appelés alternativement à servir à la pharmacie sous les ordres des pharmaciens des divers grades. Par contre, les pharmaciens aides-majors pourvus du diplôme de docteur pouvaient passer dans la médecine, avec le grade correspondant de médecin-adjoint. On espérait ainsi arriver à la fusion des trois

XX
INTRODUCTION HISTORIQUE.

professions. Disons de suite que ces essais n'ont pas atteint le but que l'on se proposait. Les résultats, pour la pharmacie, en ont été en général déplorables (1) et il a fallu, pour relever ce service, rentrer dans les termes de la loi, c'est-à-dire n'admettre à exercer la pharmacie dans l'armée, que des officiers de santé pourvus du diplôme de pharmacien de première classe et préparés, dès le début de leur carrière, aux études théoriques et pratiques que réclament leurs fonctions.

C'est ce que fit le décret de 1852 auquel nous reviendrons.

Les nécessités de la guerre d'Afrique et la création de nouveaux hôpitaux amenèrent en 1841 (Ordonnance du 19 octobre) une nouvelle augmentation du personnel qui fut porté de 1213 à 1377 officiers ainsi répartis :

Médecins	Inspecteurs	2
	Principaux de 1re classe	7
	— de 2e —	7
	Ordinaires de 1re —	22
	— de 2e —	44
	Adjoints	45
Chirurgiens	Inspecteurs	2
	Principaux de 1re classe	12
	— de 2e —	12
	Majors de 1re classe	83
	— de 2e —	166
	Aides-majors de 1re classe	134
	— de 2e —	268
	Sous-aides	460
Pharmaciens	Inspecteurs	1
	Principaux de 1re classe	5
	— de 2e —	5
	Majors de 1re classe	12
	— de 2e —	24
	Aides-majors de 1re classe	22
	— de 2e —	44

La division en deux classes des principaux, des majors et des aides-majors eut pour résultat immédiat de donner un avancement plus rapide et un traitement mieux proportionné au nombre des années de service.

Avant d'arriver à l'organisation de 1852, nous devons dire un mot du décret du 3 mai 1848, bien qu'il ne fut jamais appliqué. Les trois sections de médecine, de chirurgie et de pharmacie étaient

(1) ROUCHER, *Du service de la pharmacie militaire.* Paris, Baillière, 1871.

conservées et la hiérarchie dans chaque section était la suivante :

Élève sous-aide assimilé à sous-lieutenant ;
Sous-aide assimilé à lieutenant ;
Aides-majors de 1re et de 2e classe assimilés aux capitaines ;
Majors de 1re et de 2e classe assimilés aux chefs de bataillons ;
Principal, assimilé à lieutenant-colonel ;
Principal-inspecteur, assimilé à colonel ;
Inspecteur général, assimilé à général de brigade.

Les attributions du Conseil de santé étaient analogues à celles des comités consultatifs permanents des diverses armes.

Ce décret fut abrogé le 9 février 1849, et il fut institué successivement différentes commissions pour élaborer un nouveau projet de loi. Elles ne purent aboutir, et pour trancher la question on fut obligé d'avoir recours, en dernier ressort, à une haute commission composée du maréchal Vaillant président, des généraux de La Hitte, Lebon Desmottes, Cornemuse et des colonels Gastu et Trochu. C'est à cette commission que l'on doit le décret qui a réglementé le service de santé depuis 1852 jusqu'à ce jour.

IV

Par le décret du 23 mai 1852, le corps de santé de l'armée de terre est partagé en deux sections comprenant des docteurs en médecine chargés, sans distinction de profession, de l'exercice de la médecine et de la chirurgie dans l'armée, et de pharmaciens de première classe chargés de l'exercice de la pharmacie. Ces sections sont parallèles et indépendantes l'une de l'autre (1). Elles sont ainsi constituées :

	Médecins.	Pharmaciens.
Inspecteurs	7	1
Principaux de 1re classe	40	5
— de 2e —	40	5
Majors de 1re classe	260	36
— de 2e —	300	42
Aides-majors de 1re classe	400	55
— de 2e —	100	15 (2)

(1) « Les deux sections du nouveau corps de santé, bien que distinctes, doivent recevoir la même constitution hiérarchique et participer aux mêmes avantages de toute nature. » (VAILLANT, Rapport au Prince président de la République sur l'organisation du corps de santé de l'armée de terre, *Journal militaire*, 1er sem. 1852.)
(2) Nous donnons ici l'effectif tel qu'il a été modifié par le décret de 1859. Le décret de 1852 ne comprenait que 1,087 médecins et 146 pharmaciens. L'augmentation

Au point de vue du rang individuel et des préséances, ces grades sont assimilés à ceux de la hiérarchie militaire de la façon suivante (décret du 18 juin 1860) :

Inspecteur....................	Général de brigade.
Principal de 1re classe........	Colonel.
Principal de 2e classe........	Lieutenant-colonel.
Major de 1re classe...........	Chef de bataillon.
Major de 2e classe	Capitaine.
Aide-major de 1re classe	Lieutenant.
Aide-major de 2e classe	Sous-lieutenant.

Le Conseil de santé reste fixé à cinq inspecteurs désignés chaque année par le ministre de la guerre : le pharmacien-inspecteur en fait toujours partie (1).

De 1816 à 1850, les élèves de santé admis à la suite des concours annuels étaient dirigés sur l'un des hôpitaux d'instruction, puis à l'hôpital de perfectionnement du Val-de-Grâce. La suppression de ces établissements, décidée en 1850, amena la fondation de deux écoles dirigées chacune par un médecin-inspecteur : l'*École d'application de la médecine et de la pharmacie militaires* au Val-de-Grâce, où l'on ne peut être admis qu'avec les diplômes de docteur en médecine ou de pharmacien de 1re classe, et l'*École préparatoire du service de santé militaire* à Strasbourg. (Décret du 12 juin 1856 modifié en 1864.) Depuis 1870, cette dernière école n'a pas été rétablie et les élèves du service de santé nommés chaque année sont répartis, à leur choix et suivant leur convenance, dans les villes possédant à la fois un hôpital militaire et une Faculté de médecine ou une École de pharmacie.

Après un stage d'un an au Val-de-Grâce on arrive, par le con-

---

des pharmaciens fut proportionnelle à celle des médecins. « Les développements dans lesquels je viens d'entrer au sujet des médecins militaires de divers grades me paraissent rendre peu utiles des explications étendues en ce qui concerne les pharmaciens militaires. Je me bornerai donc à exposer à Votre Majesté que les deux fractions d'un même corps, issues d'une même origine, me paraissant devoir arriver au même but, j'ai strictement appliqué aux pharmaciens, et eu égard à leur effectif total, la proportion numérique établie entre les divers grades des médecins militaires. » (VAILLANT, Rapport à l'Empereur au sujet de la réorganisation du corps de santé militaire. *Journal militaire*, 1er sem. 1859.)

(1) Pendant près de deux ans (1850-1852) la pharmacie privée de son inspecteur ne fut pas représentée au Conseil de santé. Un décret du 13 septembre 1850, en statuant que les cinq inspecteurs seraient nommés sans distinction de profession, avait eu pour conséquence le remplacement du pharmacien par un médecin lors de la mise à la retraite du pharmacien inspecteur.

cours, au grade d'aide-major de deuxième classe, puis par le choix et l'ancienneté jusqu'au grade de major de première classe, et par le choix seul aux grades supérieurs.

La section de chirurgie a disparu, mais on retrouve toujours en présence, comme par le passé, les trois professions rivales. Les chirurgiens semblent même avoir pris la prépondérance (1). La pharmacie a conservé l'égalité qu'elle a conquise par son travail. Son rôle s'est accru avec les progrès de la science. Elle exécute, avec les prescriptions médicales, les essais et les analyses demandés par les médecins ; elle surveille la réception des denrées dans les hôpitaux ; elle approvisionne en médicaments les infirmeries régimentaires et vétérinaires ; elle a sa place marquée dans les conseils de guerre et dans les hautes commissions qui dépendent du ministère de la guerre (commission d'hygiène hippique, commissions des subsistances, de l'habillement, du campement, etc.).

Aux armées où on la trouve payant son tribut comme la médecine (elle perdit en Crimée le 1/5 de son effectif, 8 sur 40) (2), ses attributions sont également multiples et ne se bornent pas au seul service de l'ambulance (examen des eaux potables, des denrées alimentaires, etc.) (3).

Et quant au tribut qu'elle a apporté aux sciences, les noms de Bayen, de Parmentier, de Sérullas et de Millon sont là pour permettre d'en mesurer l'étendue.

V

Nous entrons aujourd'hui dans une nouvelle période ; la loi du 16 mars 1882 sur l'administration de l'armée modifie entièrement toutes les dispositions antérieures.

(1) Les quatre médecins inspecteurs qui, avec le pharmacien inspecteur, forment aujourd'hui le Conseil de santé des armées sont des chirurgiens.

(2) Les pharmaciens-majors Faseuille et Fresnau, et les aides-majors Boussard, Carron, Claquart, Gontier, Granal et Musard.

(3) Dans chaque division, un pharmacien militaire assisté d'un maréchal des logis ou brigadier de gendarmerie et de deux gendarmes est chargé de faire inopinément des tournées générales ou partielles pour apprécier la qualité des liquides et des comestibles débités par les marchands, vivandiers et cantiniers : il fait répandre ou enfouir ceux qui sont reconnus susceptibles de porter atteinte à la santé des troupes. (*Art.* 532 *du décret de* 1854, *sur le service de la gendarmerie.*)

L'indépendance absolue de la médecine et de la pharmacie reconnue nécessaire par la Convention et par tous les gouvernements qui se sont succédé depuis, pour assurer à l'armée un contrôle plus salutaire, n'existe plus. La pharmacie est subordonnée, contrairement à l'avis de l'Académie de médecine, motivé par les hommes les plus compétents (1). Les médecins sont les directeurs effectifs du service de santé, qui est centralisé entre les mains d'un médecin-inspecteur général ayant rang de général de division : ils donnent des ordres aux pharmaciens ; ils les notent.

L'aboutissant d'un long siècle d'efforts, de dévouement et de travail n'a été pour la pharmacie qu'un retour vers un passé condamné !

L'avenir prouvera s'il n'eût pas été plus sage, aujourd'hui surtout que les charges de la guerre ont été rendues plus lourdes par les malheurs de la patrie, de revenir à l'application de ces lois de 1792 sur lesquelles nous nous sommes arrêté avec intention, et qui montrent jusqu'à quel point s'étendait aux armées l'active sollicitude des hommes de la Convention.

(1) Voir dans le *Bulletin de l'Académie de médecine* de 1873 la *Discussion sur les rapports à établir entre la médecine et la pharmacie dans l'armée*. A la suite de cette discussion provoquée par le ministre de la guerre et à laquelle ont pris part MM. Boudet, Broca, Bussy, Dumas, Poggiale, etc., la fusion de la médecine et de la pharmacie a été rejetée à une forte majorité de même que la subordination de la pharmacie à la médecine.

TRAVAUX SCIENTIFIQUES

DES

PHARMACIENS MILITAIRES FRANÇAIS

ALYON (Pierre-Philippe) est né en Auvergne en 1758. Il fut dans sa jeunesse attaché en qualité de lecteur à la personne du duc d'Orléans, qui le chargea plus tard d'enseigner l'histoire naturelle à ses enfants; cette situation lui valut même, à la chute de l'ancien régime, quelques mois de prison à Nantes. Appelé ensuite à servir dans le corps des officiers de santé de l'armée, Alyon a rempli les fonctions de pharmacien en chef du Val-de-Grâce (vers 1797), puis du Gros-Caillou et de la garde impériale. Il suivit Napoléon dans la campagne de 1813, et rentra au bout de quelques mois épuisé de fatigues. Il est mort en 1816.

« Sous un extérieur et avec des manières qui prévenaient peu d'abord, Alyon possédait des qualités de cœur et une vivacité d'esprit qui aurait pu l'élever dans la carrière des sciences à un rang élevé. » (Virey, *Journal de pharmacie*, 1817.)

On a de lui :

— Cours de botanique, contenant les plantes employées dans les arts et dans la médecine. *Paris*, 1787, gr. in-fol. orné de 101 pl. col.

— Cours élémentaire de chimie théorique et pratique. *Paris*, *Royez*, 1787, in-8 ; — 2e édit. 1802, 2 vol. in-8.

— Essais sur les propriétés médicinales de l'oxygène et sur l'application de ce principe dans les maladies vénériennes, psoriques et dartreuses. *Paris*, 1797 ; — 2e édit. 1799.

Cet ouvrage a été traduit en allemand et en suédois.

— Traité du diabète sucré, des affections gastriques et des maladies qui en dépendent, suivi de l'analyse chimique du sucre et de plusieurs applications de la chimie à la médecine, par Rollo ; traduit de l'anglais par le citoyen Alyon, officier de santé de l'hôpital militaire du Val-de-Grâce, avec des notes de Fourcroy. *Paris, Cérioux*, 1798, in-8.

— Observations sur la préparation de la pommade oxygénée. (*Jour. de la Soc. des pharm. de Paris*, 1798.)

La pommade oxygénée d'Alyon figure encore au Codex de 1868.

— Note sur la poudre de Tennant et Knox, chlorure de chaux. (*Annales de chimie*, t. LIII.)

— Note sur l'Ayapana. (*Id.*, t. LIV.)

ANDRÉ (Jean-Jules), né à Versailles en 1804, maître en pharmacie en 1829, pharmacien démonstrateur à Metz (1835), puis professeur au Val-de-Grâce et directeur de la pharmacie centrale des hôpitaux militaires. Retraité en 1864 pharmacien principal de 1re classe.

— Mémoire sur l'action des acides et du chlore liquide sur la quinine, et sur un nouveau moyen de constater la présence de cet alcaloïde dans les quinquinas. (*Mém. de méd. et ph. milit.*, 1re série, t. XXXVII, et *Compt. rendus de l'Ac. des sc.*, t. IX.)

Le procédé indiqué par l'auteur est resté classique : il repose sur l'emploi simultané du chlore et de l'ammoniaque.

— Note sur la conversion d'un mélange d'acide iodique et d'acide hydrochlorique en iodure d'azote, au moyen de l'ammoniaque liquide. (*Mém. de méd. et pharm. milit.*, t. XXXIX.)

— Mémoire sur l'action du chlore sur la quinine. (*Id.*, t. XLVII.)

— Note sur l'action de l'alcool sur quelques solutions salines. (*Id.*, t. L.)

— Action de l'acide chromique sur les alcalis végétaux. (*Id.*, 3e série, t. VII, et *Jour. de ph. et ch.*, 3e série, t. XLI.)

ANTOINE, pharmacien à l'armée du Rhin en 1799, à l'armée d'Espagne en 1810 et au Val-de-Grâce en 1813.

— Résultats de quelques expériences faites pour préserver le beurre rance de sa saveur et de son odeur désagréable. (*Jour. de la Soc. des pharm. de Paris*, 1799.)

— Observations sur les usages du suc des baies du vaccinium myrtillus. (*Id.*, 1799.)

— Expériences sur les truffes. (*Annales de chimie*, t. XLVI.)

— Nouvelle préparation de l'hydromel vineux. (*Bulletin de pharmacie*, 1809.)

— Observations sur les alcools. (*Id.*, 1810.)

ASTIER (Charles-Bernard), membre de la Société de pharmacie, entra tout jeune dans le service de la pharmacie militaire. Attaché d'abord à l'armée du Nord, puis à l'armée qui assiégeait Toulon, il fut fait prisonnier de guerre par les Anglais et porté par erreur sur la liste des émigrés. De retour en France, il obtint facilement sa radiation et fut réintégré dans son ancien grade. On le retrouve à Vicence, à Alexandrie, à Torgau où il se fait remarquer au milieu d'une épidémie, et plus tard à l'hôpital militaire de Toulouse. Retraité comme pharmacien principal, il mourut en 1836 ; il était né à Montdauphin dans les Hautes-Alpes, en 1771.

La première idée d'appliquer le sublimé corrosif à la conservation des bois de construction paraît appartenir à Astier. Ses expériences sur la germination, la fermentation et la putréfaction où il fait jouer un si grand rôle aux animalcules microscopiques méritent d'être rappelées. « Astier, en 1813, ne doutait pas que le ferment, reconnu d'essence animale par Fabroni en 1787, ne fût en vie et ne se nourrît aux dépens du sucre. C'est ainsi, dit-il, qu'on explique que toutes les causes qui tuent les animaux ou empêchent leur développement doivent s'opposer à la fermentation. » (Schutzenberger, *Les fermentations*, Paris, 1875.)

Astier a publié les mémoires suivants :

— 1799. Nouveau procédé pour la dessiccation de l'oignon de scille. (In *Formulaire pharmaceutique des hôpitaux de Paris*, de 1799.)

— 1809. Mémoire sur la préparation du sirop de raisin. (*Bulletin de pharmacie*, t. I.)

— 1810. Observations sur un nouvel aréomètre ou pèse-sirop. (*Id.*, t. II.)

— 1810. Rapport des expériences faites sur le sirop de raisin à MM. les Inspecteurs généraux du Service de santé des armées françaises. *Alexandrie, Capriolo*, 1810, in-8.

Ce mémoire valut à son auteur l'honneur d'être chargé par le gouvernement d'une fabrication en grand de sirop de raisin pour l'approvisionnement des hôpitaux des armées du Nord et par suite une gratification de 1,200 fr. comme un des quatre chimistes qui avaient le plus contribué aux succès de l'art nouveau.

— 1812. Mémoire sur la menthe poivrée, considérée comme un remède contre la gale. (*Jour. de méd., de chir. et de pharm.*, t. LI, et *Bulletin de pharmacie*, t. VI.)

— 1813. Expériences sur le sirop et le sucre de raisin. — Cinq mémoires. (*Annales de chimie*, t. LXXXVII.)

— 1815. Réponse du pharmacien principal Astier à M. le docteur Valli, médecin militaire, sur la propriété antifermentescible et antiputride de l'oxyde rouge de mercure et du camphre. *Toulouse, J. Caunes*, 1815, in-8 de 80 pages.

— 1821. Rapport d'une série d'expériences sur la transmutation du sirop de raisin en vin. *Toulouse, Douladoure*, 1821, in-8 de 38 pages.

— 1822. Méditation sur la fièvre jaune et des moyens de s'en garantir. *Toulouse, Douladoure*, 1822, in-8.

— 1825. Considérations sur les fonctions physiologiques des épines et sur le rapport qu'elles paraissent avoir avec les météores électriques. (*Annales de la Soc. linnéenne de Paris*, 1825.)

— 1826. Essai théorique sur la nutrition des végétaux. (*Jour. des propriétaires ruraux pour le midi de la France*, t. XXII.)

— 1829. Notice sur les paragrêles à pointes; projet de paragrêles à flammes, et expériences comparatives du pouvoir électrique des flammes et des pointes. *Toulouse, Douladoure*, 1829, in-8 de 20 p.

— 1832. Lettre à la Société royale de médecine de Toulouse sur le choléra-morbus et la phthisie pulmonaire. *Toulouse*, 1832, in-8.

— 1834. Des ferments et des virus. à propos des urinoirs publics de Toulouse, première partie. *Toulouse*, 1834, in-8 de 64 pages.

— 1835. Notice sur de nouveaux moyens à employer pour assainir les infirmeries, prisons, salles de police régimentaires, etc. (*Recueil de mémoires de médecine, de chirurgie et de pharmacie militaires*, 1re série, t. XXXVIII.)

On trouvera, dans le *Journal de pharmacie* de 1837, une intéressante notice biographique sur Astier par Boullay.

ATHÉNAS, pharmacien-major à l'hôpital militaire de Bourbonne (1822), puis aux ambulances de l'armée d'Afrique; retraité en 1840.

— Recherches et observations sur la composition naturelle de l'eau minérale de Bourbonne-les-Bains. (*Mém. de méd. et pharm. milit.*, 1re série, t. XII.)

AUBRY, pharmacien de 2e classe à l'hôpital de Liège en 1798; pharmacien-major professeur au Val-de-Grâce en 1816.

— Observations sur les acétites de potasse, de soude, d'ammoniaque, de zinc, de fer, etc. (*Jour. de la Soc. des pharmaciens de Paris*, 1798.)

BAILLY (Joseph), né en 1779, mort en 1832, pharmacien principal à l'hôpital militaire de Besançon.

— Essai géologique et physique sur la possibilité d'obtenir des eaux jaillissantes dans le département du Doubs, au moyen des puits artésiens. *Besançon, Deis*, 1830, in-8 de 34 pages.

— Essais sur l'agriculture dans ses rapports avec les arts industriels, sur la culture du lin dans les montagnes du Jura. (*Recueil de la Société d'agriculture de Besançon.*)

— Notice sur Saint-Domingue. (*Recueil de l'Académie des sciences de Besançon.*)

— Souvenirs d'un voyage en Grenade, Burgos, et la Vieille-Castille, Valence et ses environs. (*Id.*)

— Discours sur les moyens de détruire la mendicité. (*Id.*)

BARTHEZ (François), pharmacien sous-aide à l'hôpital du Gros-Caillou en 1825.

— Modification au procédé de M. Henry fils pour la préparation du sulfate de quinine. (*Mém. de méd. et ph. milit.*, 1re série, t. XVII.)

BAYEN (Pierre) appartient à cette catégorie d'hommes d'élite qui travaillent pour la science sans soucis de la gloire et de la fortune.

Né à Châlons-sur-Marne en 1725, il vint à Paris, en 1749, pour suivre les cours de Rouelle dont il fut plus tard l'ami et le collaborateur.

En 1755, il était nommé pharmacien en chef de l'expédition de l'île Minorque et passait, en 1756, avec le même titre à l'armée d'Allemagne (guerre de sept ans). « Bayen remplit cette place avec un succès égal à la confiance qu'on lui avait accordée, ne cherchant, pour récompense des fatigues qu'il eut à essuyer, que la satisfaction de rendre d'utiles services dans les hôpitaux. » (Lassus.) A la paix de 1763, il fut promu « apothicaire-major en chef des camps et armées du roi » et conserva ses fonctions jusqu'en 1793, où il fut appelé au Conseil de Santé en qualité de pharmacien inspecteur. Il est mort à Paris à l'âge de 73 ans, après avoir vu son nom acclamé par l'Institut et la pharmacie militaire dégagée des entraves qu'il contribua plus que tout autre à faire disparaître.

Nous empruntons à Virey (1) le parallèle suivant qui nous fait connaître à la fois Bayen et Parmentier, deux hommes également chers aux pharmaciens de l'armée :

« Le sévère Bayen, plus âgé, avait le caractère stoïque, inébranlable, une exactitude austère. Observateur patient, simple, dur pour lui-même, indifférent à la gloire, il ne se pardonnait rien ; il savait tout sacrifier au devoir et à la vertu.

Parmentier, plus ardent et plus tendre, avait l'âme expansive, compatissante ; s'il était sensible à la gloire, c'était à celle de la bienfaisance. La douceur de ses mœurs, l'éclat de son esprit, l'aménité de sa conversation lui attiraient tous les cœurs ; les qualités élevées, incorruptibles de Bayen, la rigide fermeté de son âme, son profond savoir le faisaient respecter de tous. »

Liste chronologique des travaux de Bayen :

— 1757. Analyse chimique des eaux de Passy. En commun avec Venel. *Paris*, 1757, in-12.

— 1765. Analyse des eaux de Bagnères-de-Luchon, par ordre du ministre de la guerre. (*Paris*, 1765, in-8 et *Rec. d'observations de médecine des hôp. militaires*, par Richard de Hautesierck, t. II.)

C'est, dans toutes ses parties, le travail le plus achevé de Bayen, peut-être le plus remarquable.

— 1766. Formulæ medicamentorum nosodochiis militaribus adaptatæ, digestæ et auctæ. *Parisiis*, 1766, in-4.

— 1773. Lettre sur le sel d'oseille. (*Journ. de physique*, 1773.)

(1) *Bulletin de pharmacie*, t. VI.

— 1774. Essai d'expériences chimiques faites sur quelques précipités de mercure, dans la vue de découvrir leur nature. 1re, 2e, 3e et
4e partie. (*Id.*, 1774 et 1775.)

Par ces expériences mémorables, Bayen tranche nettement la question du phlo-
gistique et indique à Lavoisier la voie qui devait le conduire si loin. « Lorsque
Bayen vint offrir ce travail à l'Académie, Lavoisier qui était présent s'occupait aussi
des oxydes métalliques. Eclairé par le trait de lumière qui se répandait sur la science,
il rentre aussitôt dans son laboratoire, répète les expériences de Bayen, les trouve
exactes, et déchire le voile que Bayen n'avait fait que soulever. » (Lassus.)

Les lignes qui suivent, extraites de ce travail de Bayen, sont à rappeler, car elles
peignent l'homme. « Comme je ne prends point d'autre parti que celui de la vérité
lorsqu'elle m'est bien connue, mon devoir est de donner simplement et avec bonne
foi le détail et le résultat de mes expériences ; les premières sont imparfaites et
dirigées par le préjugé, mais, comme elles m'ont insensiblement conduit à celles
qui devaient me faire revenir de l'erreur où j'étais, j'ai cru ne pouvoir me dispenser
d'en rendre compte. »

— 1775. Lettre sur la cause de l'augmentation de la pesanteur que
la calcination fait éprouver à certains métaux. (*Id.*, 1775.)

— 1776. Analyse de la mine de fer spathique, connue en Allemagne sous le nom de *mine d'acier*. (*Id.*, 1776 et *Recueil des savants
de l'Ac. des sc.*, 1780.)

— 1778. Moyens d'analyser les serpentines, porphyres, ophites,
granits, jaspes, schistes, jades et feldspaths. (*Paris*, 1778, in-8 et
Journal de physique, 1778-1779).

— 1781. Recherches chimiques sur l'étain, faites et publiées par
ordre du gouvernement. *Paris, D. Pierres*, 1781, in-8.

Bayen fut chargé de ces recherches à la suite de deux mémoires de Margraff et
de Geoffroy qui signalaient la présence de l'arsenic dans l'étain. On y trouve une
monographie de l'étain depuis les temps les plus reculés, qui montre combien était
étendu le savoir littéraire de Bayen.

— 1785. Examen chimique du marbre de Campan fait dans le
courant des mois d'octobre, novembre, décembre 1772 et janvier
1773. (*Rec. des sav. de l'Ac. des sc.*, 1785.)

— 1792. Procédé pour faire le sel d'oseille. (*Annales de chimie*,
t. XIV.)

— 1792. Rapport fait à l'Institut national sur un lingot d'alliage
envoyé par la Commission des finances, par Bayen, Pelletier, Vauquelin, Chaussier et Lelièvre. (*Id.*, t. XIV.)

— 1795. Examen de deux espèces de charbon de tourbe avec des
expériences sur l'emploi de ce charbon dans le travail du fer. (*Jour.
des mines*, 1795.)

— 1796. Rapport sur des *crayons* d'une nouvelle invention dus au cit. Conté, fait en commun avec Fourcroy, le 6 prairial an IV. (*Mém. de l'Ac.*, 1ʳᵉ sér., t. II, et *An. de ch.*, t. XX.)

— 1798. Examen chimique de l'ophite des Pyrénées. (*Journal des mines*, 1798.)

En dehors de ces travaux, on doit à Bayen des analyses de différents remèdes antisyphilitiques (pilules de Keyser, eau des Nègres, sirop de Bellet, etc.), qui conduisirent à déterminer le meilleur moyen d'administrer le mercure dans les maladies vénériennes (Voir *Journal de Dehorne*).

Il s'est occupé des poudres de guerre (PAPILLON, Études sur les poudres inflammables, in *Revue des Deux-Mondes*, 1875).

En 1773, le gouvernement lui avait confié, ainsi qu'à Venel, l'analyse de toutes les eaux minérales de la France, mais ce travail fut interrompu, en 1775, par la mort de Venel.

On consultera avec intérêt :

— Notice sur Bayen par Laubert. (*Rec. de mém. de méd. mil.*, 1ʳᵉ série, t. III.)

— Étude biographique sur Pierre Bayen par Cap. (*Jour. de pharm. et chim.*, 4ᵉ série, t. I).

— Éloge de Bayen par le cit. Lassus. (*Mém. de l'Institut*, t. II, an VII.)

— Éloge de P. Bayen, membre de l'Institut national, par Parmentier. *Paris*, 1799.

BEDEAU (A.), pharmacien à l'hôpital militaire de Strasbourg en 1822.

— Expériences sur le benjoin, ou nouveau procédé pour en obtenir l'acide benzoïque pur. (*Mém. de méd. et ph. mil.*, 1ʳᵉ série, t. XI.)

BERQUIER (François-Auguste), né à Calais en 1832, pharmacien aide-major au corps expéditionnaire de Chine, démissionnaire en 1868, membre correspondant national de la Société de pharmacie de Paris à Provins.

— Note sur la composition des eaux de quelques puits de Tchéfou. (*Mém. de méd. et ph. mil.*, 3ᵉ série, t. VII.)

— Alcoomètre-œnomètre, en commun avec M. Limousin. (*Jour. de ph. et ch.*, 4° série, t. VIII.)

— Table pour la dilution de l'alcool à un degré déterminé. (*Id.*, t. XXI.)

— Préparation du sirop de baume de tolu. (*Id.*, t. XXIV.)

BERTRAND (Paul-François), ancien pharmacien-major à l'armée d'Espagne en 1810, décédé en 1826, pharmacien-major et professeur à l'hôpital d'instruction de Strasbourg ; membre correspondant national de la Société de pharmacie de Paris.

— Quelques idées sur la pharmacie en Allemagne. (*Bulletin de pharmacie*, t. I.)

— Préparation de l'onguent mercuriel. (*Id.*, t. II.)

— Observations sur la préparation de l'amadou en Espagne. (*Id.*, t. II.)

— Sur le mode de torréfaction du cacao en Espagne. (*Journ. de pharm.*, t. II.)

— Essai sur le moyen d'extraire le plus de principes solubles des plantes. (*Id.*, t. II.)

— De l'emploi des matériaux immédiats des végétaux, connus sous le nom de gommes-résines, dans les médicaments extemporanés et officinaux, internes et externes. (*Mém. de méd. et ph. militaires*, 1re série, t. VI.)

— Observations sur l'emploi du camphre dans les médicaments extemporanés liquides. (*Id.*, t. VI.)

— Ne serait-il pas avantageux de bannir l'eau-de-vie du commerce pour les préparations dans les hôpitaux militaires? (*Id.*, t. VI.)

— De la chicorée, avec quelques considérations sous les rapports militaires. (*Id.*, t. VI.)

— Sur la racine de colombo. (*Id.*, t. VI.)

— Des sangsues considérées sous leurs rapports naturels et pharmaceutiques. (*Id.*, t. VIII.)

— Considérations sur la préparation des plantes vireuses narcotico-âcres, qui, d'après l'analyse, perdent leurs principes actifs par la chaleur, et que l'expérience a prouvé ne jouir d'aucune action après la dessiccation. (*Id.*, t. IX.)

— Mémoire sur les fumigations médicinales. (*Id.*, t. XIV.)

— Observations sur les bols et les pilules du Codex français de 1819. (*Id.*, t. XIV.)

BÉZU, pharmacien-major à l'armée de Sambre-et-Meuse puis à l'hôpital de Bourbonne-les-Bains ; membre correspondant national de la Société de pharmacie de Paris.

— Notice sur une altération des vins et sur les moyens d'y remédier. (*Bul. de pharm.*, t. I.)

— Mémoire sur l'analyse des eaux minérales de Bourbonne, en commun avec Bosq. (*Id.*, t. I.)

— Sur le souchet comestible comme succédané du café. (*Id.*, t. II.)

— Notice sur les eaux thermales de Bourbonne. (*Id.*, t. IV.)

BEYLIER (Yves-Claude), né à Grenoble en 1820, décédé pharmacien-major de 1re classe à l'hôpital militaire des Colinettes, à Lyon, en 1874.

— Adultération des vins d'Espagne en Algérie. (*Gaz. méd. de l'Algérie*, 1856.)

— Notice sur des perturbations survenues après de fortes pluies dans la thermalité et la sulfuration de la source minérale qui alimente les thermes militaires d'Amélie-les-Bains, en collaboration avec Dauzats. (*Mém. de méd. et de ph. mil.*, 3e série, t. VIII.)

— Recherches sur l'état actuel de sulfuration de l'eau minérale contenue dans les réservoirs des thermes militaires d'Amélie-les-Bains, en collaboration avec M. Ratheau. (*Id.*, t. IX.)

BIZOS (Vital-Marie), décédé en 1816 pharmacien-major à l'hôpital de Metz.

— Note sur la préparation du sirop d'absinthe. (*Jour. de la Soc. des pharmaciens de Paris.*)

BLAZE (Sébastien), frère du grand compositeur Castil-Blaze, a appartenu à la pharmacie militaire jusqu'en 1814.

Quérard lui attribue :

— Mémoires d'un apothicaire sur la guerre d'Espagne pendant les années 1808 à 1814. *Paris, Ladvocat*, 1828, 2 vol. in-8.

BOMPOIS (J.-B.), pharmacien en chef des hôpitaux militaires en 1808.

— Cours analytique de chimie de Mojon, démonstrateur de chimie à l'Université impériale de Gênes, traduit de l'italien, avec des notes par J.-B. Bompois, pharmacien en chef des hôpitaux militaires de Gênes. *Gênes, Gravier* et *Paris, Fantin*, 1808, 2 vol. in-8.

BORDE, pharmacien au IV⁰ corps de l'armée d'Espagne en 1823.

—Analyse des eaux thermales de Caldetès en Catalogne. (*Mém. de méd. et ph. mil.*, 1ʳᵉ série, t. XV.)

BORIES (Pierre), né en 1785, ancien pharmacien-major des armées françaises en Italie.

— Mémoire sur la fabrication en grand du sirop et du sucre de raisin. *Naples*, 1812, in-8.

En 1811, Bories fut chargé, par ordre du gouvernement, de l'analyse des eaux minérales des environs de Naples. (*Mémoire inédit. Quérard.*)

BOUDET (Jean-Pierre), né à Reims en 1748, mort à Paris en 1829. — Avant d'être nommé pharmacien en chef de l'armée d'Égypte, Boudet avait été chargé par le Comité de salut public de l'extraction du salpêtre dans les départements de l'Est et de la fabrication de la poudre à canon. Pendant son séjour en Égypte, il rendit les plus grands services, soit comme inspecteur des pharmacies, soit comme directeur des brasseries et distilleries établies pour le service de l'armée, soit comme membre du conseil de salubrité. Il fut, dans la suite, pharmacien principal en chef du camp de Bruges et prit part aux campagnes d'Autriche et de Prusse. Il devait suivre Masséna en Portugal lorsque l'âge et les infirmités l'obligèrent à prendre sa retraite.

Boudet était membre de l'Institut d'Égypte et de l'Académie de médecine.

Il a laissé les mémoires suivants :

— Notice historique sur l'art de la verrerie né en Egypte. (*Recueil des observations faites pendant l'expédition d'Égypte*. Antiquités, t. II.)

— Notice sur la préparation des peaux en Égypte. (*Id.* État moderne, t. II.)

— Essai sur la préparation de l'éther phosphorique. (*An. de chimie*, t. XL.)

— Lettre sur les eaux de Gaildorff en Allemagne. (*Id.*, t. LX.)]

— Ext. d'un mémoire de Boudet, pharmacien en chef de l'armée du Rhin, sur une fabrique de sucre de betteraves établie en Silésie. (*Bul. de pharm.*, t. I.)

— Rapport des officiers de santé en chef de l'armée d'Allemagne sur l'eau-de-vie qu'on distribue aux troupes, et dont l'usage avait été présumé dangereux. (*Id.*, t. I.)

— Sur la fabrication du bleu de Prusse. (*Id.*, t. I.)

— Des extraits de pavots cultivés aux environs de Paris et de Naples, et de l'opium d'Égypte. (*Id.*, t. I.)

— Notice sur le pastel, en commun avec Rouyer. (*Id.*, t. III.)

— Mémoire sur le phosphore. *Paris*, 1815, in-4.

BOUILLOD, pharmacien à l'armée du Rhin sous les ordres de Boudet.

— Renseignements sur divers arts industriels en Allemagne : sur le tannage, la fabrication du salpêtre, la fabrication de la potasse. (*Bulletin de pharmacie*, t. II.)

BOURLIER (Charles-Nicolas), né à Langres en 1830, pharmacien aide-major à l'armée d'Orient, puis pharmacien-major aux hôpitaux de l'Algérie et professeur d'histoire naturelle à l'École de médecine d'Alger.

M. Bourlier a quitté la pharmacie militaire en 1868 : il est actuellement vice-président du Conseil supérieur de l'Algérie.

— Note sur un procédé simple pour doser et reconnaître la salicine contenue dans un sulfate de quinine fraudé par cette substance. (*Mém. de méd. et ph. mil.*, 2ᵉ série, t. XIX et *Jour. phar. et ch.*, 3ᵉ série, t. XXXVI.)

— Sur le tchinguel-Sakesey, plante d'Asie Mineure. (*Jour. de ph. et ch.*, t. XXXIII.)

— Recherches sur la chèvre d'Angora. *Paris*, 1857, in-8.

— Récolte de la scammonée dans l'Asie Mineure. (*Gaz. méd. de l'Algérie*, 1859.)

— Sur la récolte de l'opium en Bythinie. (*Jour. de chimie médicale*, 1858, et *Mon. scientifique*.)

— Guide pratique de la culture du lin en Algérie. *Alger*, 1863, in-8.

BRAULT (J.-A.) a parcouru tous les grades de la pharmacie militaire. Il était. pharmacien principal, premier professeur à l'hôpital de perfectionnement de Paris lorsqu'il fut nommé, à la mort de Fauché, pharmacien inspecteur et membre du Conseil de santé des armées. Retraité en 1848.

— Essai sur la topographie physique et médicale de la ville de Lille. (*Mém. de méd. et ph. mil.*, 1ʳᵉ série, t. VII.)

— Considérations générales sur l'influence des constitutions atmosphériques sur l'homme. *Paris*, 1825.

— Topographie physique et médicale de Metz et de ses environs. (*Mém. de méd. et ph. mil.*, 1ʳᵉ série, t. XXII.)

— Note sur la préparation du sulfate de quinine retiré du quinquina épuisé par des décoctions aqueuses. (*Id.*, t. XXIII.)

— Deuxième note sur le sulfate de quinine retiré de quinquinas épuisés par des décoctions et macérations préliminaires, et sur les recherches faites pour constater la présence de la quinine dans les extraits de ces décoctions et macérations. (*Id.*, t. XXIV.)

— Esquisse sur les travaux et la vie de Sérullas. (*Id.*, t. XXXIII)

— Notice sur la chlorophylle. (*Id.*, t. XXXVII.)

— Discours sur les progrès de la chimie et les services qu'elle rend aux autres sciences, prononcé au Val-de Grâce, le 2 décembre 1834. (*Id.*, t. XXXVII.)

— Discours prononcé aux obsèques de Fauché. (*Id.*, t. XLVII.)

— Examen chimique de la digitale pourprée, en commun avec Poggiale. (*Jour. de chim. méd.*, 1835.)

BRAUWERS, décédé en 1860 pharmacien-major de première classe, professeur à l'École de médecine de Lille.

— Analyse des eaux de la Lombardie au moyen de l'hydrotimètre, en collaboration avec Dupuis et M. Villard. (*Mém. de méd. et ph. mil.*, 3ᵉ série, t. IV.)

— Recherches sur les formations cellulaires, l'accroissement et l'exfoliation des extrémités radiculaires et fibrillaires des plantes, en collaboration avec M. Garreau. (*Comptes rendus de l'Ac. des Sc.*, t. XLVIII, et *Annales des Sciences naturelles*, 4ᵉ série, t. X.)

BRONGNIART (Antoine-Louis), né en 1742, mort à Paris en 1804; apothicaire de Louis XVI, pharmacien militaire pendant la Révolution, membre du Conseil de Santé des armées et de l'Institut, puis professeur de chimie au Muséum.

— Tableau analytique des combinaisons et des décompositions des différentes substances ou procédés de chimie pour servir d'intelligence à cette science. *Paris*, 1779, in-8.

Divers mémoires sur des objets de physique et de chimie insérés dans le *Journal de physique*, et dans son *Journal des sciences, arts et métiers* (1792).

BRONGNIART (Alexandre), 1770-1847, membre de l'Institut, ancien directeur de la manufacture de Sèvres et professeur de minéralogie au Muséum, fut pharmacien militaire jusqu'en 1794. « Ce fut comme pharmacien de l'armée des Pyrénées qu'il ébaucha les travaux qui devaient illustrer son nom. » (DE QUATREFAGES, *Souv. d'un naturaliste*, t. II.)

On a de lui vers cette époque :

— L'art de l'émailleur sur métaux. (*Annales de chimie*, t. IX.)
— Description du *Simia cynocephalus* de Linné. (*Journal d'histoire naturelle.*)
— Description du *Dasycerus*, nouveau genre d'insecte de la classe des coléoptères. (*Bull. des sciences de la Soc. philomatique.*)
— Essai d'une classification naturelle des reptiles avec 2 planches. (*Mém. présentés par divers savants à l'Ac. des sc.*, 1re série, t. I.)

Une liste complète des travaux publiés par Al. Brongniart se trouve dans les *Mémoires de l'Académie des sciences*, 2e série, t. XXXIX.

BROUANT, pharmacien aide-major de 1re classe démissionnaire en 1878.

— Note sur la qualité des eaux de distribution des forts des environs de Paris. (*Mém. de méd. et ph. mil.*, 3e série, t. XXX.)
— Analyse des eaux de La Fère, en collaboration avec M. Warnier. (*Id.*, t. XXXIII.)

BRULOY (Sabin-Joseph) était depuis longtemps apothicaire-major démonstrateur à l'hôpital militaire de Lille lorsqu'il fut chargé d'organiser le service pharmaceutique de l'armée des

Ardennes. Il remplaça Guéret à l'armée de la Moselle (1794) et fit les campagnes d'Italie, d'Autriche, de Prusse, de Pologne et de Russie. Retraité en 1816, il est mort en 1831, âgé de 80 ans.

Bruloy a succédé à Bayen au Conseil de Santé des armées lorsque ce conseil comprenait trois médecins, trois chirurgiens et trois pharmaciens.

Il a laissé quelques poésies (Lodibert).

CADET DE GASSICOURT (Louis-Claude), membre de l'Académie des sciences, remplace Azéma, en 1753, dans la charge d'apothicaire-major des Invalides. En 1757 il est nommé inspecteur des pharmacies des hôpitaux sédentaires des deux armées d'Allemagne et apothicaire-major de l'armée d'Espagne en 1761.

Il est mort à Paris, en 1799, à l'âge de 68 ans.

On a de lui :

— Analyse chimique des eaux de Passy. *Paris*, 1757, in-8, et *Jour. des savants*, 1755.

— Analyse du remède de Keiser, en commun avec Pia. (Rapportée à la fin du *Traité des tumeurs* par d'Astruc, 1759.)

— Analyse chimique d'une lave du Vésuve. (*Mém. de l'Ac. des sc.*, 1761.)

— Mémoire sur la terre foliée de tartre. *Paris*, 1764, in-12.

— Examen du charbon de terre de Sévérac en Rouergue. (*Mém. de l'Ac. des sc.*, 1766.)

— Expériences sur le borax. (*Id.*, 1766.)

— Examen chimique de l'eau minérale de l'abbaye de Fontenelle en Poitou avec des observations sur la sélénite. (*Id.*, 1767.)

— Expériences chimiques sur la bile de l'homme et des animaux. (*Id.*, 1767.)

— Analyse de la soude de varech. (*Id.*, 1767.)

— Examen d'une source minérale trouvée à Vaugirard. (*Id.*, 1768.)

— Nouvelles recherches pour déterminer la nature de la bile. (*Id.*, 1769.)

— Observations sur du mercure dissous par l'acide nitreux. (*Id.*, 1769.)

— Examen des substances contenues dans l'eau de la grotte du chien en Italie. (*Id.*, 1770.)

— Analyse d'une eau minérale de la ville de Roye. (*Id.*, 1771.)

— Résultat de quelques expériences faites sur le diamant, en collaboration avec Maquer et Lavoisier. (*Journal de physique*, 1772.)

— Expériences et observations chimiques sur le diamant. (*Id.*, 1772.)

— Rapport sur la dégustation et l'analyse de quelques vins saisis à Paris par de Moret, la Planche, Baumé et Cadet. (*Id.*, 1772.)

— Rapport fait à l'Académie des sciences par MM. Fougeroux, Cadet et Lavoisier d'une observation communiquée par M. l'abbé Bacheley sur une pierre qu'on prétend être tombée du ciel pendant un orage. (*Id.*, 1772.)

— Expériences sur les encres sympathiques. (*Mém. de l'Ac. des sc.*, 1773.)

— Méthode pour faire l'éther vitriolique. (*Id.*, 1774)

— Mémoire sur l'action du fluide électrique sur les chaux métalliques. (*Id.*, 1775.)

— Observation de M. Cadet sur le mercure précipité *per se* ordinaire et sur celui présenté par M. Baumé comme sublimable en entier et irréductible. (*Journal de physique*, 1775.)

— Mémoire sur le pouvoir réfringent des liqueurs. (*Mém. de l'Ac. des sc.*, 1777.)

— Expériences sur les sels sédatifs, nitreux, marins et acéteux. (*Id.*, et *Journal de physique*, 1782.)

Articles *Bile* et *Borax*, de l'Encyclopédie.

Nous avons deux *Notices sur la vie et les travaux de Cadet de Gassicourt*, l'une par Salverte. *Paris*, an VIII et l'autre par Boullay, *Paris*, 1805.

CADET DE GASSICOURT (Charles-Louis), 1769-1821, est le fils du précédent. Il suivit Napoléon dans quelques-unes de ses campagnes en qualité de *premier pharmacien de l'Empereur.*

Bien qu'il n'appartînt pas à l'armée, nous croyons devoir citer l'ouvrage suivant de ce publiciste de mérite :

— Voyage en Autriche, Moravie, Bavière fait à la suite des armées françaises pendant la campagne de 1809. *Paris*, 1818, in-8.

CADET DE VAUX (Antoine-Alexis), 1743-1828, succéda à son frère (Cadet de Gassicourt) dans la charge d'apothicaire-major des Invalides où il fut remplacé plus tard par Parmentier. On doit à Cadet de Vaux l'établissement des premiers Comices agricoles : il s'est particulièrement occupé de questions d'hygiène ou d'économie domestique.

— Instituts de chimie de Spielman, traduits du latin par Ant. Alex. Cadet de Vaux. *Paris, Vincent,* 1770, 2 vol. in-12.

— Analyse des eaux de Brécourt en Normandie. (*Mém. de l'Ac. des sc.,* 1775.)

— Discours d'ouverture des cours de l'école gratuite de boulangerie le 8 juin 1780. *Paris,* in-8.

— Sur le méphitisme des puits. (*Journal de physique,* 1783.)

— Sur le cimetière des Innocents. (*Id.,* 1783.)

— Instruction sur les moyens de prévenir l'insalubrité des habitations qui ont été submergées. *Paris,* 1784.

— Mémoire sur la peinture au lait. *Paris,* 1801.

— De la taupe, ses mœurs. *Paris,* 1801.

— Mémoire sur la gélatine des os, et son application à l'économie alimentaire privée et publique, etc. *Paris,* 1803, in-8.

— Traité du blanchissage domestique à la vapeur. *Paris,* 1805, in-8.

— De l'économie alimentaire du peuple et du soldat. Paris, 1814, in-8.

A consulter pour les autres travaux :

La France littéraire de Quérard.

Notice sur A. A. Cadet de Vaux, par Virey.

CAPIOMONT (Guillaume), né à Metz en 1812, décédé en novembre 1871, pharmacien principal de 1ᵉ classe. Capiomont a longtemps dirigé à l'administration centrale de la guerre la comptabilité du service de la pharmacie militaire ; il fut chargé de l'inspection des ambulances pendant le siège de Paris.

— Révision de la tribu des Hypérides. (*An. de la Soc. entomologique,* 1867-1868.)

— Monographie des Rhinocyllides, publiée, ainsi que les suivantes, par M. Leprieur d'après les manuscrits de l'auteur. (*Id.,* 1873.)

— Monographie des Larinus. (*Id.,* 1874.)

— Monographie des Lixus. (*Id.,* 1874.)

— Description d'une espèce nouvelle d'Hypera. (*Id.,* 1874.)

CASTAGNOUX, « apothicaire-major des troupes du roi en l'île de Corse en 1776. »

— Analyse des eaux minérales chaudes de Piétra Polla *dites* de Fiumorbo, en l'île de Corse. (*Mém. de méd. et ph. mil.*, 1ʳᵉ série, t. VIII.)

— Analyse raisonnée des eaux gazeuses martiales d'Orezza, en l'île de Corse. (*Id.*, t. VIII.)

Ces analyses ont été faites à Bastia en 1776.

— Extrait d'un mémoire du citoyen Castagnoux, apothicaire en chef des hôpitaux de l'île de Corse sur la falsification des médicaments. (*Jour. de la Soc. des pharmaciens de Paris.*)

CAUVET (Philippe-Émilien-Luc-Désiré), né à Agde en 1827, professeur agrégé à l'École supérieure de pharmacie de Strasbourg (1864), professeur à l'École supérieure de pharmacie de Nancy et actuellement professeur à la Faculté de médecine et de pharmacie de Lyon. M. Cauvet a passé successivement par tous les degrés de la pharmacie militaire jusqu'au grade de pharmacien principal de 1ʳᵉ classe.

Il a pris sa retraite en 1881.

Ses publications :

— 1861. Notice organographique sur quelques plantes de la famille des cactées. (*Mém. de méd. et ph. mil.*, 3ᵉ série, t. V.)

— 1861. Étude comparée du bassin lombard et du pays toulousain, au point de vue géologique et botanique. (*Id.*, t. VI.)

— 1862. Exposé des principales expériences faites au sujet des générations dites spontanées. (*Id.*, t. VII).

— 1863. Études sur le rôle des racines dans l'absorption et l'excrétion. (*Id.*, t. X, et *An. des sc. nat.*, t. XV.)

Thèse pour le doctorat ès-sciences.

— 1864. Note sur la vrille des ampélidées. (*Id.*, t. XIII).

— 1865. De l'excrétion des matières non assimilables par les végétaux. (*Id.*, t. XIV.)

— 1865. Des solanées. (*Id.*, t. XIV et *Paris, Baillière*, 1864, in-8.)

— 1867. Note sur les bothriocéphales de l'homme. (*Id.*, t. XVIII.)

— 1868. Mémoire sur la racine du *veratrum viride* et sur les racines qu'on lui substitue dans le commerce. (*Id.*, t. XX.)

— 1868. Des salsepareilles. (*Id.*, t. XXI.)

— 1869. Nouveaux éléments d'histoire naturelle médicale, comprenant des notions générales sur la zoologie, la botanique et la minéralogie, l'histoire et les propriétés des animaux et des végétaux utiles ou nuisibles à l'homme, soit par eux-mêmes, soit par leurs produits. *Paris, Baillière*, 1869, 2 vol. in-12.

— 1871. Du protoplasma. *Montpellier*, 1871, in-4.

— 1872. Note sur les caractères distinctifs des rhubarbes. (*Mém. de méd. et ph. mil.,* t. XXVIII et *Jour. de ph.*, 4° série, t. XV.)

— 1874. Note sur le tænia de l'Algérie. (*Gazette médicale de l'Algérie*, 1874.)

— 1874. Sur le sylphium. (*Jour. de ph. et ch.*, 4° série, t. XXI.)

— 1874. Examen et analyses des échantillons de café saisis chez divers marchands de Constantine. (*An. d'hygiène*, 2° série, t. XL.)

— 1874. Examen et analyse des vinaigres. (*Id.*, t. XLI.)

— 1875. Lueur produite par les armes à feu au point de vue médico-légal. (*Id.*, t. XLIII.)

— 1875. Empoisonnement par l'arsenic. (*Id.*, t. XLIII.)

— 1875. Sur l'absorption des liquides colorés. (*Jour. de ph. et ch.*, 4° série, t. XXII.)

— 1876. Taches de sang et taches de sperme. (*An. d'hyg.*, 2° série, t. XLIV.)

— 1876. Attentat à la pudeur. (*Id.*, t. XLIV.)

— 1876. Note sur la direction des racines. (*Mém. de méd. et ph. mil.*, t. XXXII.)

— 1876. Note sur la préparation de l'eau de goudron. (*Id.*, t. XXXII.)

— 1877. Sur l'écorce de la racine de grenadier du commerce. (*Id.*, t. XXXIII.)

— 1877. Examen de deux fusils. (*An. d'hygiène,* t. XLVI.)

— 1877. Examen d'un burnous. (*Id.*, t. XLVII.)

— 1878. Cours élémentaire de botanique. *Paris, Baillière*, 1878, in-12.

— 1881. Discours d'ouverture prononcé à la Faculté de médecine et de pharmacie de Lyon. *Lyon, Pitrat*, 1881.

— Dictionnaire élémentaire d'histoire naturelle comprenant l'histoire naturelle générale, la géologie, la paléontologie, la minéralogie, la zoologie, l'anatomie et la physiologie comparée. *Paris, Baillière*, 1879 (en publiaction).

CHAMBERT, préparateur de chimie au Val-de-Grâce en 1845.

— Recherches sur les sels et la densité des urines chez l'homme sain. (*Mém. de méd. et ph. mil.*, 1re série, t. LVIII.)

CHAPUIS (Jean-Adolphe-Ach.-Abraham), professeur agrégé à la Faculté de médecine et de pharmacie de Lyon, pharmacien aide-major de 1re classe démissionnaire en 1881.

— Des causes d'erreurs dans la recherche toxicologique des sels de zinc. (*Jour. de ph. et chim.*, 4° série, t. XXVII.)

— Dosage du plomb dans le sous-nitrate de bismuth. (*Id.*, t. XXVIII.)

— De la présence du plomb dans le sous-nitrate de bismuth. En commun avec M. Linossier. (*Id.*, t. XXVIII.)

— De l'influence des corps gras sur l'absorption de l'arsenic. In-8, 1879.

— Rôle chimique des ferments figurés. *Paris, Baillière*, 1880.

CHAUMETON (Pierre-François), est né à Chouzé (Indre-et-Loire) en 1775. Il étudia d'abord la médecine, puis la pharmacie et fut attaché en qualité de pharmacien militaire à l'hôpital d'instruction du Val-de-Grâce lors de la fondation de cet établissement. Il suivit les armées françaises en Hollande, en Prusse, en Pologne, en Autriche et dans les provinces Illyriennes. Il est mort à Paris en 1819.

« Chaumeton était un érudit; presque toutes les langues de l'Europe lui étaient familières ». (Virey.)

On a de lui :

— Essai d'entomologie médicale. *Strasbourg*, 1803, in-4.

— Essai médical sur les sympathies. *Paris*, 1805, in-8.

— Flore du dictionnaire des sciences médicales, peinte par Turpin et madame Panckoucke. *Paris, Panckoucke*, 1813-1820, 107 livr. formant 8 vol. in-8.

De nombreux articles bibliographiques et critiques dans le *Journal universel des sciences médicales*, le *Magasin encyclopédique*, la *Bibliothèque médicale* et le *Dictionnaire des sciences médicales*.

CHOULETTE (Sébastien), né à Toul en 1803, reçu maître en pharmacie en 1833, retraité en 1863 pharmacien principal, directeur de la Réserve des médicaments de Marseille.

— 1843. Cours de géographie physique et politique et géographie de la France, à l'usage des écoles normales et primaires. *Strasbourg, Derivaux*, 1843, in-12.

— 1843. Petite géographie physique à l'usage des écoles primaires. *Strasbourg*, 1843, in-18 ; 2ᵉ éd. en 1844.

— 1843. Questionnaire de zoologie élémentaire. *Strasbourg, Levrault*, 1843, in-12.

— 1845. Synopsis de la flore de Lorraine et d'Alsace ou description succincte et tableau analytique des plantes phanérogames qui croissent spontanément ou qui sont le plus généralement cultivées dans l'Est de la France. *Strasbourg, Derivaux*, 1845, in-12.

— 1854. Note sur la préparation du nitrate d'argent fondu. (*Répertoire de pharmacie*, t. XI.)

— 1855. De l'action de l'acide carbonique sur la quinine. (*Id.*, t. XII.)

— 1855. Falsifications de la liqueur d'absinthe. (*Id.*, t. XII.)

— 1856. Faits pour servir à l'histoire de l'alcool d'asphodèle. (*Id.*, t. XIII.)

— 1856. Falsifications du poivre au moyen de semoule et de grabeaux de riz. (*Id.*, t. XIII.)

— 1857. Essai d'une nouvelle classification pharmaceutique. (*Id.*, t. XIV.)

— 1857. Nouvelles recherches sur la constatation des taches de sang et particulièrement des taches de sang lavées. En commun avec M. Musculus. (*Id.*, t. XIV.)

— 1857. Rapport médico-légal ayant pour but principal la constatation de taches de sang sur un burnous. En commun avec Pastoret. (*Mém. de méd. et ph. mil.*, 2ᵉ série, tome XIX.)

— 1858. Observations pratiques sur l'analyse et l'expertise des vins. (*Répertoire de ph.*, t. XV.)

— 1860. Observations pratiques de chimie, de pharmacie et de médecine légale. 1ᵉʳ fascicule. *Paris, Baillière*, 1860, in-12.

Le premier fascicule seul a paru. Il renferme indépendamment des mémoires précédents insérés dans le *Répertoire de pharmacie :*

— Observations pratiques sur l'analyse et l'expertise des vinaigres.

— Observations pratiques sur l'analyse et l'expertise des huiles grasses.

— Note sur les propriétés alimentaires des tubercules du *Biarum Bovei.*

— Note concernant les taches qui peuvent simuler sur l'acier les taches de sang.

— Fragmenta floræ algeriensis exsiccata.

CLAUDE, pharmacien aide-major à Bouffarick en 1844.

— Note sur l'établissement d'un vivier à sangsues à Bouffarick, et observations sur le dégorgement et la reproduction de ces annélides. (*Mém. de méd. et ph. militaires*, 1ʳᵉ série, t. LVII.)

— Mémoire sur les sangsues. (*Id.*, t. LVII.)

CLUZEL (Jean-Antoine), mort en 1813, à peine âgé de trente ans, était pharmacien-major avant d'être répétiteur de chimie à l'École polytechnique.

Il fit partie, avec Thénard et Lodibert, d'une commission scientifique nommée par le gouvernement pour examiner les eaux de la Zélande auxquelles on attribuait les fièvres meurtrières des troupes campées dans l'île Walcheren.

— Rapport sur une production artificielle de camphre. En commun avec Boullay. (*Annales de chimie*, t. LI.)

— Mémoire sur le kermès. (*Id.*, t. LXIII.)

Ce remarquable mémoire (le kermès employé en médecine est encore préparé par la *méthode de Cluzel*) a été couronné par la Société de Pharmacie.

— Nouvelles recherches sur la nature de la liqueur obtenue par l'action réciproque du soufre et du charbon. (*Id.*, t. LXXXIV.)

COMMAILLE (Marie-Auguste-Antoine), né à Saulieu dans la Côte-d'Or, est décédé en 1876 pharmacien-major de première classe à l'hôpital militaire de Marseille, à peine âgé de cinquante ans. Il servit plusieurs années à Alger sous les ordres de Millon et acquit à cette école quelques-unes des qualités qui caractérisent les travaux de son illustre maître.

Commaille a professé la chimie à l'École de médecine d'Alger.

Liste chronologique de ses publications :

— 1854. Recherches sur l'*Atractylis gummifera* et son action toxique. (*Comptes rendus de l'Académie des Sciences*, t. XXXVIII et XXXIX.)

— 1856. Produits algériens de l'exposition universelle. (*Journ. pharm. et ch.*, 3ᵉ série, t. XXIX.)

— 1857. Dosage de l'iode contenu dans l'alcool. (*Id.*, t. XXXII.)

— 1857. Sur les tissus colorés par le vert de Scheèle. (*Jour. de chim. méd.*, 1857.)

— 1859. Recherches chimiques sur la teinture d'iode. (*Mém. de méd. et ph. mil.*, 3ᵉ série, t. I, et *Journal de pharm. et ch.*, 3ᵉ série, t. XXXV.)

— 1860. Recherches sur les eaux potables et minérales du bassin de Rome. En collaboration avec Lambert. (*Id.*, t. III.)

— 1861. Sur le fruit du pin à pignons et sur la présence du cuivre dans plusieurs végétaux, notamment dans ceux de la famille des conifères. En collaboration avec Lambert. (*Id.*, t. V.)

— 1861. Recherches sur les matières colorantes contenues dans les tubercules de l'*Asphodelus ramosus*. (*Id.*, t. VI et *Journ. de chimie médicale.*)

— 1861. Nouveau procédé pour obtenir la matière colorante du test des crustacés. (*Id.*, t. VI.)

— 1862. Étude sur les champignons rouges du pain, suivie de quelques considérations sur la propagation des corps organiques inférieurs. (*Id.*, t. VIII.)

— 1862. Étude d'hydrologie ancienne, ou Recherches sur les eaux, les aqueducs, les bains, les thermes et les fontaines de Rome à l'époque impériale. *Paris, Baillière*, 1862, in-8.

Extrait des Annales de la Société d'hydrologie.

— 1862. Variations observées dans l'hydratation du sulfate de quinine. En commun avec Millon. (*Journ. de pharm. et ch.*, 3ᵉ série, t. XLII.)

— 1863. Sur le cuivre normal des végétaux. (*Id.*, t. XLIII.)

— 1863. Sur la composition des cendres du suc de bananier et du bois de *Rhus pentaphyllum*, et sur la présence de l'alumine dans les végétaux. (*Id.*, t. XLIII.)

— 1863. Recherche sur l'action réciproque des protosels de cuivre et des sels d'argent. En commun avec Millon. (*Comptes rendus*, t. LVI.)

— 1863. Purification du cuivre. En commun avec Millon. (*Id.*, t. LVI.)

— 1863. Sur le dosage et l'équivalent du cuivre, en commun avec Millon. (*Id.*, t. LVII et *Annales de chim. et phy.*, 4ᵉ série, t. III.)

— 1863. Mémoire sur la composition des médailles romaines antiques. (1863, in-8, et *Journ. de ph. et ch.*, t. XLIV.)

— 1863. Note sur les balances romaines antiques. (*Id.*, t. XLIV.)

— 1864. Note sur les poids des anciens Romains. (*Id.*, t. XLV.)

— 1864. Note sur un bézoard de gazelle. (*Mém. de méd. et ph. mil.*, 3 série, t. XI.)

— 1864. Mémoire sur une nouvelle méthode de dosage des matières astringentes végétales. (*Id.*, t. XII et *Jour. de ph. et ch.*, t. XLVI.)

— 1864. Sur une nouvelle substance albuminoïde contenue dans le lait. En commun avec Millon. (*Id.*, t. XII et *Comptes rendus*, t. LIX.)

— 1864. Sur l'analyse du lait. En commun avec Millon. (*Id.*, t. XII et *Id.*, t. LIX.)

— 1865. Analyse de l'eau minérale d'Alet. (*Id.*, t. XIII.)

— 1865. De l'affinité de la caséine pour les acides et des composés qui en résultent. En commun avec Millon. (*Id.*, t. XIII et *Comp. rend.*, t. LX.)

— 1865. De l'affinité de la caséine pour les bases. En commun avec Millon. (*Id.*, t. XIV et *Comp. rend.*, t. LXI.)

— 1865. Scorie antique trouvée à Rome dans les ruines d'une fabrique. (*Comp. rend.*, t. LX.)

— 1865. Note sur l'empoisonnement produit par l'*Atractylis gummifera*. (*Mém. de méd. et ph. mil.*, t. XIV.)

— 1865. Valérianate de quinine mêlé d'atropine. (*Journ. de ph. et ch.*, 4ᵉ série, t. I.)

— 1866. De l'action du nitrate d'argent et du protonitrate de mercure sur le bichlorure de platine. (*Id.*, t. IV et *Comptes rendus*, t. LXIII.)

— 1866. Sur l'action du magnésium sur les sels métalliques en dissolution neutre. (*Id.*, t. V et *Comp. rend.*, t. LXIII.)

— 1866. Recherches sur la constitution chimique des substances albuminoïdes. *Marseille*, 1866.

— 1867. Analyse du lait de chatte. (*Mém. de méd. et ph. mil.*, 3ᵉ série, t. XVIII et *Compt. rendus*, t. LXIII.)

— 1867. Sur la valeur comparée de la poule et de la cane comme pondeuses; et sur la valeur alimentaire comparative de l'œuf de poule et de l'œuf de cane. (*Id.*, t. XVIII et *Compt. rendus*, t. LXIII.)

— 1867. Analyse de l'eau qui alimente la ville de Tenez, en Algérie. (*Id.*, t. XVIII.)

— 1867. Note sur la réduction de l'oxyde de cuivre à l'état métallique par le cuivre interverti. (*Id.*, t. XVIII et *Journ. de pharm. et chim.*, t. VIII.)

— 1867. Analyse de l'eau de Laghouat. (*Id.*, t. XVIII.)

— 1867. Mémoire sur quelques sels de cuivre. (*Id.*, t. XVIII et *Journ. de ph. et ch.*, t. VIII.)

— 1868. Analyse de quelques-unes des eaux qui alimentent la ville d'Alger. (*Id.*, t. XIX.)

— 1868. Note sur la purification du sulfure de carbone. (*Compt. rend.*, t. LXVI.)

— 1868. Réclamation au sujet des recherches sur l'électrolyse faites en collaboration avec M. Favre. (*Mon. scientifique de Quesneville*, 1868.)

— 1869. Sur l'analogie qui existe entre l'atractylate de potasse et le myronate de potasse. (*Id.*, 1869.)

— 1869. Méthode d'analyse des eaux potables ou faiblement minéralisées. (*Mém. de méd. et ph. mil.*, 3ᵉ série, t. XXI et *Journ. ph. et ch.*, t. VII.)

— 1869. Note sur les eaux qui alimentent Marseille. (*Id.*, t. XXI et brochure in-8.)

— 1869. Note sur l'eau de la Méditerranée, l'eau des ports de Marseille et les gaz qui se dégagent de cette dernière. (*Id.*, t. XXI.)

— 1869. Considérations hygiéniques sur les eaux de Marseille. (*Id.*, t. XXI et *Compt. rend.*, t. LXVI.)

— 1869. Note sur l'hydrogène protophosphoré et sur l'erreur qu'il peut occasionner dans le dosage de l'oxygène. (*Id.*, t. XXI et *Compt. rend*, LXVII.)

— 1869. Note sur la présence de la créatine dans le petit-lait putréfié. (*Id.*, t. XXII et *Compt. rend.*, t. LXVII.)

— 1869. Note sur les hydrates de carbone solubles contenus dans les sucs de melon et de pastèque. (*Id.*, t. XXII et *Compt. rend.*, t. LXVII.)

— 1869. Mémoire sur l'action de l'ammoniaque sur le phosphore. (*Id.*, t. XXII et *Compt. rend.*, t. LXVIII.)

— 1869. Mémoire sur le lait d'Alger. (*Id.*, t. XXII et *Journ. de ph.*, t. X.)

— 1869. Mémoire sur le lait de Marseille et remarques sur le lait en général. (*Id.*, t. XXIII et *Journ. de ph.*, t. X.)

— 1870. Remarques sur l'acide cyanhydrique. (*Mém. de méd. et ph. mil.*, t. XXIV et *Mon. scient.*)

— 1870. Relation de quelques expériences sur les sels de chrôme. (*Id.*, t. XXIV et *Mon. scient.*)

— 1870. Sur la moutarde blanche. (*Id.*, t. XXIV et *Journ. de ph.*, t. XI.)

— 1871. Relations de quelques expériences sur les sels de manganèse. (*Id.*, t. XXVI et *Mon. scient.*)

— 1871. Note sur la diffusion des liquides albumineux au contact de l'eau distillée. (*Id.*, t. XXVII et *Mon. scient.*)

— 1872. Deuxième mémoire sur l'action de l'ammoniaque sur le phosphore. (*Id.*, t. XXVIII et *Mon. scient.*)

— 1873. Note sur les acides parathionique et thioamylique qui se rencontrent dans les eaux-mères de la carolline. (*Comptes rendus*, t. LXXV et *Mon. scient.*)

— 1873. Note sur la coralline. (*Comp. rend.*, t. LXXVII et *Mon. scient.*)

— 1874. Étude microscopique sur le vaccin de génisse. (*Mém. de méd. et ph. mil.*, t. XXX.)

— 1874. Note sur les matières albuminoïdes. (*Id.*, t. XXX.)

— 1876. Note sur la manière de séparer la cholestérine des matières grasses. (*Id.*, t. XXXII et *Compt. rend.*, t. LXXXI.)

— 1876. Note sur le dosage de la caféine, la solubilité et le point de fusion de cette substance. (*Id.*, t. XXXII et *Compt. rend.*, t. LXXXI.)

— 1876. Pancréatite suppurée. — Ictère par rétention de la bile. — Diabète sucré. — Analyse chimique et examen histologique. *Mon. scientifique*, 1876.)

— 1876. Recherches sur la fermentation visqueuse. (*Id.*, 1876.)

— 1876. Études sur le café par feu Commaille. (*Id.*, 1876.)

COULIER (Paul-Jean), pharmacien inspecteur, commandeur de la Légion d'honneur, a remplacé M. Jeannel au Conseil de santé

des armées en 1876. Pharmacien aide-major de deuxième classe
en 1847, aide-major de première classe en 1852, major de
deuxième classe en 1855, major de première classe en 1860, principal de deuxième classe en 1865, et de première en 1871.
M. Coulier a professé la physique et la chimie à l'École du Val-de-
Grâce pendant vingt-deux ans. Il a présidé la Société de pharmacie. Il est né à Paris en 1824.

Ses travaux :

— 1847. Recherches sur le sang, en collaboration avec Roucher.
(*Mém. de méd. et ph. mil.*, 2ᵉ série, t. II, et *An. de ph. et ch.*, 3ᵉ série,
t. XXIII.)

— 1849. Introduction à l'étude des virus et de l'immunité en
particulier. *Paris*, 1849, in-4.

— 1850 Note sur quelques phénomènes capillaires pouvant servir à l'explication de l'endosmose. (*Compt. rendus de l'Ac. des Sc.*,
t. XXX.)

— 1858. Hygiène du soldat. Expériences sur les étoffes qui ser-
vent à confectionner les vêtements militaires considérées comme
agents protecteurs contre la chaleur et le froid. *Paris, Baillière*,
1858, in-8.

— 1858. Note sur un caractère microscopique constant des taches
de sang. (*Mém. de méd. et ph. mil.*, 2ᵉ série, t. XXI et *Journ. de ph.
et ch.*, 3ᵉ série, t. XXXVI.)

— 1858. Note sur une étuve à courant d'air. (*Id.*, t. XXI et *Journ.
ch., ph. et ch.*, t. XXXIII.)

— 1859. Note sur un oculaire micrométrique. (*Journ. de ph. et ch.*,
3ᵉ série, t. XXXV.)

— 1859. Manuel pratique de microscopie appliquée à la médecine
avec douze planches dessinées et gravées par l'auteur. *Paris, Dezo-
bry*, 1859, in-18.

— 1860. Examen de l'air confiné dans lequel on réchauffe les
cholériques. (*Mém. de méd. et ph. mil.*, 3ᵉ série, t. IV.)

— 1863. Faits relatifs à la condensation de l'iode; moyen d'ex-
plorer des actes falsifiés. (*Id.*, t. X.)

— 1863. Instruction pour se servir d'un tableau destiné à rame-
ner à 0 les observations barométriques. (*Id.*, t. X.)

— 1864. Note sur le café. (*Id.*, t. XI.)

— 1864. Sur les couronnes d'hydrogène phosphoré. (*Id.*, t. XII et *Ann. de ch. et phys.*)

— 1865. Note sur les accidents qui peuvent arriver aux thermomètres de précision pendant leur transport. (*Id.*, t. XIII.)

— 1867. Rapport sur le prix des thèses de la Société de Pharmacie. (*Journ. de ph. et ch.*, 4° série, t. VII.)

— 1868. Nouveau diaphragme gradué pour les microscopes. (*Mém. de méd. et ph. mil.*, t. XX.)

— 1869. Note sur les poêles en fonte. (*Id.*, t. XXI et *Journ. pharm. et chim.*, t. VIII.)

— 1870. Sur les propriétés médicales de la salsepareille. (*Id.*, t. XXIII.)

— 1870. Note pour la construction de l'aréomètre de Baumé. (*Id.*, t. XXIII et *Compt. rend.*, t. LXXVII.)

— 1871. Note sur les propriétés toxiques de l'acide pyrogallique. (*Id.*, t. XXVII.)

— 1872. Ventilation économique et chauffage des cafés, salles d'asile, etc. *Lille*, 1872.

Mémoire couronné (médaille d'or) par la Société des sciences, de l'agriculture et des arts de Lille.

— 1872. Vérification de l'aréomètre de Baumé. En commun avec MM. Berthelot et d'Almeida. (*Journ. de ph. et ch.*, t. XVIII.)

— 1874. Sur une nouvelle propriété de l'air. (*Id.*, t. XXII.)

— 1875. Sur une cause peu connue d'erreur dans l'emploi de l'aréomètre. (*Id.*, t. XXIII.)

— 1875. Discours prononcé sur la tombe de Buignet. (*Id.*, t. XXIV.)

— 1877. Note sur la méthode suivie en Perse pour teindre les cheveux et la barbe. (*Id.*, t. XXVIII.)

— 1878. Discours prononcé sur la tombe de Poggiale. (*Id.*, t. XXX et *Mém. de méd., et ph. mil.*, t. XXXV.)

— 1878. Le spectroscope appliqué aux sciences chimiques et pharmaceutiques. (*Id.*, 4° série, t. XXX et 5° série, t. I et II.)

— 1880. Déposition de M. le pharmacien inspecteur Coulier devant la commission chargée d'examiner le projet de loi sur l'administration de l'armée. (*Journal officiel* du 9 février 1880.)

M. Coulier est l'un des collaborateurs du *Dictionnaire des sciences médicales de Dechambre:* il a fait paraître dans cette vaste encyclopédie une série d'articles très remarqués sur des sujets d'hygiène ou d'alimentation : aliment, bière, blé, céréales, conserves alimentaires, couleurs nuisibles, farine, flanelle, oxyde de carbone, etc.

DAENZER, ancien professeur des hôpitaux d'instruction, pharmacien principal au Gros-Caillou, puis aux Invalides (1842); membre de la Société de pharmacie.

— Rapport à la Société de Pharmacie sur les ouvrages de Stratingh, de Groningue. (*Jour. de pharm.*, 2ᵉ série, t. IX.)

DAMART (Max.), pharmacien militaire en 1819.

— Sur l'origine de la gomme Bassora. (*Jour. de pharm.*, 2ᵉ série, t. V.)

DAUZATS (Jacques-Edmond), pharmacien aide-major de 1ʳᵉ classé, né à Bordeaux en 1831, décédé dans cette ville en 1869, au retour de l'expédition du Mexique.

— Excursion agricole dans le nord de l'Anatolie. L'opium, la chèvre d'Angora, l'agriculture. (*Tour du monde*, 1861.)

Cette excursion de trois cents lieues, dirigée par M. Bourlier, fut entreprise après la guerre d'Orient.

— Notice sur les perturbations survenues après de fortes pluies dans la thermalité et la sulfuration de la source minérale qui alimente les thermes militaires d'Amélie-les-Bains, en collaboration avec Beylier. (*Mém. de méd. et ph. milit.*, 3ᵉ série, t. VIII.)

— Sur un tissu soyeux ourdi par des vers d'une espèce particulière qui vivent sur l'Arbousier. Lettre adressée du Mexique à l'Académie des sciences. (*Comptes rendus*, t. LXII.)

— Lettre adressée de Léon (Mexique) à M. le pharmacien inspecteur Poggiale sur l'*obréguine*. (*Mém. de méd. et ph. milit.*, 3ᵉ série, t. XVIII.)

DELESTRE, pharmacien aide-major à l'armée d'Afrique en 1839, retraité pharmacien-major de 1ʳᵉ classe à Rennes en 1855.

— Note sur la lupinine. (*Mém. de méd. et pharm. milit.*, 1ʳᵉ série, t. XXXVIII.)

— Note sur les eaux mères des salpétriers. (*Id.*, t. XL.)

— Esquisse géologique sur le sol de la ville et des environs d'Oran. (*Id.*, t. XLVI.)

DELEZENNE (Charles), 1785-1871, entra dans la pharmacie militaire en 1808. Il fut licencié à la Restauration et reçut le titre honorifique de pharmacien ordinaire du roi.

En 1810 il répondit à l'appel fait aux chimistes par le gouvernement en donnant un procédé pour l'emploi du bleu de Prusse dans la teinture. On lui doit également des procédés de conservation en grand des céréales.

DELEZENNE (Eugène-Jules), né à Lille en 1819, retraité à Oran en 1879, pharmacien principal de 1re classe.

— Synthèses de pharmacie et de chimie. *Montpellier*, 1846.

DEMACHY (Jacques-François), 1728-1803, membre de l'ancien Collège de pharmacie (1), pharmacien militaire au camp sous Paris, puis pharmacien en chef de l'hôpital militaire de Franciade (Saint-Denis).

Parmi les nombreux travaux de Demachy nous ne citerons que :

— Manuel du pharmacien. *Paris, Buisson*, 1788, 2 vol.

— Moyen de fixer l'odeur fugace de plusieurs fleurs. (*Journ. de la Soc. des pharmaciens de Paris*, 1797.)

— Observations sur un moyen d'obtenir le beurre de cacao, sur ses falsifications, ainsi que sur celles de l'huile d'amande douce. (*Id.*, 1797.)

DEMORTAIN (Napoléon-François), commandeur de la Légion d'honneur, né à Avesne (Nord) en 1811, retraité en 1871, phar-

(1) Le *Collège de pharmacie de Paris*, créé en 1777, a pris plus tard le titre de *Société de pharmacie*. Le document suivant, qui s'y rapporte, nous paraît curieux à mentionner : « Je ne m'étendrai pas sur les bienfaits que l'art de guérir doit à cet établissement ; je dirai seulement que le Collège de pharmacie de Paris est la seule société savante qui ait traversé la Révolution sans en éprouver les outrages. Il est resté debout au milieu des ruines, et tandis que les factieux mettaient la patrie en lambeaux et renversaient les monuments du génie, les pharmaciens de Paris perpétuaient la science et conservaient parmi nous son feu sacré. Je me plais à leur payer ici le juste tribut d'éloges que mérite un si noble dévouement. » (Carret, *Extrait du procès-verbal de la séance du Tribunat du 19 germinal an XI*).

macien principal de 1ʳᵉ classe à l'Hôtel des Invalides ; ancien pharmacien en chef de l'armée d'Italie et du IIIᵉ corps de l'armée du Rhin.

Pendant le siège de Metz, M. Demortain eut la pensée d'utiliser la viande des chevaux que l'on ne pouvait plus nourrir et provoqua la confection de conserves (plus de 70,000 kil.) qui furent consommés par les troupes. (GRELLOIS, Histoire médicale du blocus de Metz, *Paris, Baillière*, 1872.)

— Analyse chimique des eaux de Bône, en collaboration avec Laprévotte. (*Mém. de méd. et pharm. milit.*, 2ᵉ série, t. IV.)

M. Demortain a pris part à la rédaction du *Formulaire pharmaceutique des hôpitaux militaires* de 1870.

DESBRIÈRE, pharmacien-major à l'hôpital militaire de La Rochelle en 1840, tué à Paris aux journées de juin 1848.

— Secrets des Arts et Métiers recueillis et mis en ordre par Desbrière, pharmacien aide-major à Strasbourg. *Paris*, 1819, 2 vol. in-12.

DESERTINE, pharmacien-major à l'armée d'Allemagne en 1809, mort du typhus à Wilna au retour de la campagne de Russie (1).

— Sur la pharmacopée autrichienne et les poids comparés des différents pays. (*Bulletin de pharmacie*, t. II.)

— Sur la teinture de Bestuchef. (*Id.* t., II.)

— De l'action de la lumière sur les animaux. (*Id.*, t. II.)

— Procédé pour obtenir l'oxydule noir de mercure (mercure soluble d'Hahneman) par Bucholz, traduit et annoté par Desertine. (*Id.*, t. II.)

— Rapport sur la saline de Lunebourg fait par ordre de Bruloy, pharmacien en chef de l'armée. (*Id.*, t. IV.)

DHÉRÉ (Ch.), pharmacien sous-aide à l'hôpital militaire du Gros-Caillou en 1826.

---

(1) Parmi les autres pharmaciens militaires décédés pendant cette campagne nous avons relevé les noms des pharmaciens principaux Chaumont, Coquilliette, Gouverneur, Sureau et du pharmacien-major Bruloy, fils du pharmacien inspecteur.

— Essai monographique sur l'opium. (*Mém. de méd. et pharm. milit.*, 1ʳᵉ série, t. XX.)

DIEU (Sosthène), né à Laon en 1807, retraité en 1867, pharmacien principal de 1ʳᵉ classe à Metz ; ancien professeur aux hôpitaux militaires d'instruction.

— Rapport médico-légal sur un cas de suspicion d'empoisonnement par l'arsenic, en collaboration avec Langlois. (*Exp. trav. Soc. sc. méd. Moselle* et *Metz*, 1848, in-8.)

— Traité de matière médicale et de thérapeutique, précédé de considérations générales sur la zoologie et suivi de l'histoire des eaux naturelles. *Paris*, 1847-1852, 4 vol. in-8.

— Note sur l'emploi des engrais. (*Mém. de l'Ac. de Metz*, 1848-1849.)

— Rapport des recherches et expériences sur la maladie des pommes de terre pendant les années 1853 et 1854 par M. Kleinholt. *Metz*, 1855, in-8.

— Empoisonnement par l'arsenic. (*Annales d'hygiène*, 2ᵉ série, t. I.)

— Notice sur la culture du tabac. (*Mém. de l'Ac. de Metz*, 1860.)

— Rapport sur le concours d'agriculture. (*Id.*, 1861.)

— Rapport sur les baux à ferme. (*Id.*, 1862.)

— Nouvelles observations relatives à l'emploi médical de l'eau minérale de Basse-Kontz près Sierck. (*Id.*, 1865.)

— Expérience sur la revivification des sangsues et sur la quantité de sang qu'elles enlèvent aux malades. (*Mém. de méd. et pharm. milit.*, 3ᵉ série, t. IX.)

— Discours prononcé aux obsèques de Lacarterie. (*Id.*, t. XII.)

DIZÉ (Michel-Jean-Jérôme), membre correspondant de l'Institut, est mort à Paris en 1852. Né à Aire (Landes) en 1764, il étudia la chimie sous Darcet dont il fut le préparateur au Collège de France. Nommé pharmacien en chef des hôpitaux militaires vers 1792, il fut chargé en 1796 d'organiser et de diriger à l'École militaire de Paris la première pharmacie centrale destinée aux approvisionnements des armées. Dizé fut le collaborateur de Leblanc dans la découverte et la préparation de la soude artificielle (1790). On lui doit des procédés particuliers pour l'affinage de l'or et de l'argent.

Il était de l'Académie de médecine et a présidé la Société de pharmacie.

Parmi ses anciens travaux nous citerons :

— Sur la végétation des sels. (*Journal de physique*, 1789.)

— Examen comparatif des couleurs jaunes de la semence du trèfle et de la gaude. (*Id.*, 1789.)

— Analyse du cuivre avec lequel les anciens fabriquaient leurs médailles, les instruments tranchants. (*Id.*, 1790.)

— Procédé pour obtenir l'acide gallique. (*Id.*, 1791.)

— Mémoire sur la cristallisation et les propriétés de l'acide citrique, lu à l'Institut. (*Jour. de la Soc. des pharm. de Paris*, 1797, et *Mém. présentés par divers savants à l'Académie*, 1re série, t. I.)

— Sur la rectification de l'éther sulfurique. (*Jour. de la Soc. des pharm. de Paris*, 1797.)

— Purification du muriate d'ammoniaque. (*Id.*, 1798.)

— Mémoire sur la séparation, par la voie humide, du zinc uni au cuivre. (*Jour. de phys.*, 1799.)

— Analyse de cinq espèces de monnaies de cuivre grecques et romaines. (*Id.*, 1799.)

— Mémoire sur la matière de la chaleur, considérée, d'après des expériences chimiques, comme la cause de l'effet lumineux. (*Id.*, 1799.)

A consulter :

Notice historique sur la découverte de la soude artificielle, par F. Boudet. *Paris*, 1852.

DUPLAT (Jean-Baptiste), pharmacien-major de 1re classe, né en 1810.

— Analyse des eaux d'Hammam Rirah. (*Gaz. méd. de l'Algérie*, 1856.)

DUPUIS (Pierre-Noël-Justin), né à Maize (Hérault) en 1814, décédé en 1862, pharmacien-major de 1re classe, a été l'un des premiers à vulgariser aux armées en campagne les procédés hydrotimétriques de Boutron et Boudet.

— Analyse des eaux minérales de Monte-Catini. (*Mém. de méd. et pharm. milit.*, 3ᵉ série, t. IV.)

— Analyse des eaux de la Lombardie au moyen de l'hydrotimètre, en collaboration avec Brauwers et M. Viltard. (*Id.*, t. IV.)

DREYER (Jean-Baptiste), pharmacien-major de 2ᵉ classe, membre de la Société de pharmacie, né à Thann en 1834, a quitté la pharmacie militaire en 1872.

— Notice géologique sur le chott de la province d'Oran, et analyse chimique du sel qui en provient. (*Mém. de méd. et pharm. milit.* 3ᵉ série, t. VI.)

— Du maguey et du pulque. (*Id.*, t. XI.)

— Considérations générales sur la nature des eaux potables, d'après l'étude géologique des terrains qu'elles traversent. (*Id.*, t. XI.)

— Sur un moyen de pulvérisation en usage au Mexique. (*Id.*, t. XI.)

— Note sur l'histoire naturelle du Mexique. (*Id.*, t. XIII.)

— Observations thermométriques faites au Mexique du mois de janvier 1863 au mois de mars 1864. (*Id.*, t. XIII.)

— Note sur la filtration de l'eau. (*Id.* t. XIII.)

— Note sur le service de la pharmacie militaire à propos du projet de loi sur l'administration de l'armée. *Paris, Martinet*, in-8.

En sa qualité de membre de la Commission scientifique du Mexique, M. Dreyer a en outre publié quelques notes dans les *Archives* de cette commission. (*Paris, imprimerie Impériale*, 1865.)

ESTEINNE, pharmacien principal à l'armée d'Espagne, puis pharmacien en chef de l'armée du Nord et de l'armée d'Afrique; retraité en 1840.

— Observations sur la préparation de l'extrait de quinquina. (*Mém. de méd. et ph. mil.*, 1ʳᵉ série, t. XVII.)

— Analyse de quelques minéraux trouvés dans les montagnes avoisinant Bougie et Constantine, en collaboration avec Tripier. (*Id.*, t. XLVI.)

FABULET (Adolphe), pharmacien-major au VIIᵉ corps de la grande armée en 1809.

— Notice nécrologique sur Morelot, pharmacien principal. (*Bulletin de pharmacie*, t. II.)

FAUCHÉ, pharmacien inspecteur, commandeur de la Légion d'honneur, président de la Société de pharmacie, fut appelé au Conseil de santé à la mort de Laubert. Il a été longtemps pharmacien principal à l'hôpital militaire de Lyon, puis pharmacien en chef des Invalides jusqu'en 1836, tant que fut en vigueur l'ordonnance royale de 1831 qui arrêtait que les trois inspecteurs formant le Conseil de santé des armées (Desgenettes, Larrey et Fauché) exerceraient à l'hôtel des Invalides les fonctions d'officiers de santé en chef.

Fauché est mort à Paris, le 10 décembre 1838.

— Avis des officiers de santé en chef de l'armée (Fauché, Fabre, Rampont) sur les moyens de conserver la santé du soldat et de prévenir les maladies qui règnent le plus fréquemment en Espagne. *Madrid*, 1823, in-4.

— Expédition scientifique de Morée, t. III, 2ᵉ partie. Botanique par Fauché, Adolphe Brongniart et Bory de Saint-Vincent. *Paris, Levrault*, 1832, in-4.

— Notice biographique sur Laubert. (*Mém. de méd. et ph. mil.*, 1ʳᵉ série, t. XXXVII.)

Fauché a collaboré au *Formulaire pharmaceutique des hôpitaux militaires* de 1839.

FÉE (Antoine-Laurent-Apollinaire) a passé par tous les degrés de la pharmacie militaire jusqu'au grade de pharmacien principal de 1ʳᵉ classe. Il fit ses débuts à l'armée d'Espagne en qualité de pharmacien sous-aide en 1809. On le trouve pharmacien-major professeur à l'hôpital d'instruction de Lille, puis pharmacien principal à Strasbourg où il obtint au concours la chaire d'histoire naturelle de la Faculté de médecine, laissée vacante par la mort de Nestler (1833). Il y professait encore lorsque les événements de 1870-1871 l'obligèrent de s'expatrier. On lui offrit une chaire à Genève qu'il refusa et vint mourir à Paris en 1874. Il était né en 1789.

Fée appartenait à l'Académie de médecine depuis 1825; il a présidé la Société botanique de France.

« Par l'aménité et la sûreté de son caractère, par la fécondité et le charme de son esprit, par la variété de ses connaissances, Fée s'est créé une place distinguée parmi les savants, les philosophes et les littérateurs de premier ordre. (A. Chereau). »

Liste chronologique des publications de Fée.

— 1818. Pélage, tragédie en cinq actes; par A.-L.-A. F. *Paris, Delaunay,* 1818, in-8.

Cette tragédie, composée pendant son séjour en Espagne, n'a pas été représentée.

— 1819. La Maçonnerie, ode. *Paris, Dondey-Dupré,* 1819, in-8 de 8 pages.

— 1821. Éloge de Pline le Naturaliste, lu à la Société de pharmacie dans sa séance du 13 mars 1821. *Paris,* 1821, in-8, et *Lille,* 1827, in-8, 2ᵉ éd.

— 1822. Sur les lotos des Anciens. (*Journ. de pharm.,* 1822).

— 1823. Flore de Virgile ou Nomenclature méthodique et critique des plantes, fruits et produits végétaux mentionnés dans les ouvrages du prince des poètes latins. *Paris, Didot,* 1823, in-8.

Ce volume accompagne l'édition de Virgile de la collection des classiques latins publiés par Lemaire.

— 1825. Méthode lichénographique et *Genera,* orné de 4 planches, dont 3 coloriées, donnant les caractères des genres qui composent la famille des Lichens avec leurs détails grossis. *Paris, Didot,* 1825, in-4.

— 1825. Entretiens sur la botanique, *Strasbourg,* 1825, in-12 et *Paris,* 1849, in-18.

— 1825. Essai sur les cryptogames des écorces exotiques officinales, précédé d'une méthode lichénographique et d'un *Genera* avec des considérations sur la reproduction des agames. *Paris, Didot,* 1825-1827, in-4, avec 34 planches coloriées donnant plus de 130 figures de plantes cryptogames nouvelles, première partie.

La deuxième partie a été imprimée à Strasbourg en 1836, in-4, avec 9 planches.

— 1825. Note sur la plante qui sert à empoisonner les flèches des Indiens et les eaux. (*Journal de chimie médicale,* 1ʳᵉ série, t. I.)

— 1825. Concordance synonymique du genre *Cinchona* et des genres voisins. (*Id.*, t. I).

— 1826. Code pharmaceutique ou pharmacopée française, 2ᵉ éd. revue, corrigée et augmentée par Fée. *Paris*, 1826, in-8.

— 1826. Mémoire sur les végétaux connus sous le nom de monocotylédons. (*Mém. de méd. et ph. mil.*, 1ʳᵉ série, t. XX.)

— 1826. Discours d'ouverture du cours d'Histoire naturelle pharmaceutique, prononcé le 15 janvier 1826 à l'hôpital d'instruction de Lille. (*Id.*, t. XX.)

— 1826. Essai sur les cryptogames des écorces exotiques officinales. (*Journ. de ch. méd.*, t. II.)

— 1827. Essai sur la phytonomie ou nomenclature végétale. *Lille*, 1827, in-8.

— 1828. Sur les sénés falsifiés avec les feuilles de redoul. (*Jour. de ch. méd.*, t. IV.)

— 1828. Cours d'Histoire naturelle pharmaceutique ou Histoire des substances usitées dans la thérapeutique, les arts et l'économie domestique. *Paris, Corby*, 1828, 2 vol. in-8. 2ᵉ éd. *Paris, Masson*, 1837.

— 1831. Monographie du genre *Chiodecton*. (*Annales des sciences naturelles*, 1ʳᵉ série, t. XVII.)

— 1831. Monographie du genre *Tripethelium*. (*Id.*, t. XXIII.)

— 1832. Rectification relative aux feuilles de redoul. (*Jour. de ch. méd.*, t. VIII.)

— 1832. Vie de Linné. *Lille*, 1832, in-8.

Extrait des Mémoires de la Société des sciences de Lille.

— 1833. Examen de la théorie des rapports botanico-chimiques. *Strasbourg*, 1833, in-4.

— 1833. Commentaires sur la botanique et la matière médicale de Pline, composés pour le *Pline* de la collection Panckoucke. *Paris*, 1833, 3 vol. in-8.

— 1833. Flore de Théocrite et des autres bucoliques grecs. *Paris, Didot*, 1833, in-8.

— 1833. De la reproduction des végétaux. *Strasbourg*, 1833, in-4.

— 1834. Mémoire sur le groupe des Phylliériées et notamment sur le genre *Erineum. Strasbourg et Paris, Levrault*, 1834, in-8, avec 12 planches.

— 1835. Promenade dans la Suisse occidentale et le Valais. *Paris, Rouvier*, 1835, in-8.

— 1844. Mémoire sur l'ergot de seigle et sur quelques agames qui vivent parasites sur les épis de cette céréale. *Strasbourg, Berger-Levrault*, 1844, in-4 avec 2 planches.

— 1844. Examen des bases adoptées dans la classification des Fougères et en particulier de la nervation. Histoire des Acrostichées. *Strasbourg*, 1844-1845, in-folio, avec 66 planches.

Premier et deuxième mémoire sur la famille des Fougères.

— 1846. Mémoire physiologique et organographique sur la sensitive et les plantes dites sommeillantes. (*Comptes rendus de l'Ac. des sc.*, t. XXIII et XXVIII.)

— 1850. Voceri, chants populaires de la Corse précédés d'une excursion faite dans cette île en 1845. *Strasbourg*, 1850, in-8.

— 1852. Histoire des Vittariées et des Pleurogrammées. Histoire des Antrophiées, in-fol. avec 5 planches. *Strasbourg*, 1852.

Troisième et quatrième mémoire sur la famille des Fougères.

— 1853. Genera filicum. Exposition des genres de la famille des Polypodiacées, in-4, avec 30 planches. *Strasbourg*, 1853.

Cinquième mémoire sur la famille des Fougères.

— 1853. Études philosophiques sur l'instinct et l'intelligence des animaux. *Berger-Levrault*, 1853, in-12.

— 1854. Iconographie des espèces nouvelles décrites ou énumérées dans le Genera filicum, in-4, avec 8 planches. *Strasbourg*, 1856.

Sixième mémoire sur la famille des Fougères.

— 1856. Souvenirs de la guerre d'Espagne, dite de l'Indépendance, 1809-1813. *Berger-Levrault*, 1856, in-8, avec carte; 2ᵉ éd., *Lévy*, 1862, in-12.

— 1856. Voyage autour de ma bibliothèque. Littérature et philosophie. *Vᵉ Berger-Levrault*, 1856, in-12.

— 1857. Iconographie des espèces nouvelles décrites ou énumérées dans le Genera filicium et révision des publications antérieures sur la famille des Fougères, in-4, avec 19 planches. *Strasbourg*, 1857.

Septième et huitième mémoire sur la famille des Fougères.

— 1857. Catalogue méthodique des Fougères et des Lycopodiacées du Mexique, in-4. *Strasbourg*, 1857.

Neuvième mémoire sur la famille des Fougères.

— 1861. L'Espagne à cinquante ans d'intervalle, 1809-1859. *Strasbourg*, Berger-Levrault, 1861, in-12 ; 2ᵉ éd., *Lévy*, 1862, in-12.

— 1863. Les misères des animaux. *Mirecourt, Humbert*, 1863, in-18.

— 1864. Le Darwinisme, ou Examen de la théorie relative à l'origine des espèces. *Paris, Masson*, 1864, in-8.

Extrait de la Gazette hebdomadaire de médecine et de chirurgie.

— 1865. Iconographie des espèces nouvelles décrites ou énumérées dans le Genera filicum et révision des publications antérieures relatives à la famille des Fougères, in-4, avec 17 planches. *Strasbourg*, 1865.

Dixième mémoire sur la famille des Fougères.

— 1866. Histoire des Fougères et des Lycopodiacées des Antilles, in-4, avec 34 planches. *Strasbourg*, 1866.

Onzième et dernier mémoire sur la famille des Fougères.

— 1870. Cryptogames vasculaires (fougères, lycopodiacées, équisetacées, etc.) du Brésil. Matériaux pour une Flore générale de ce pays. En commun avec M. Glaziou de Rio-Janeiro. *Paris, Berger-Levrault*, 1870, in-4, avec 78 planches.

— 1873. Le même ouvrage, deuxième partie, *Idem* 1873, in-4, avec 30 planches.

— 1873. Étude sur l'ancien théâtre espagnol. Les trois Cid (Guillen de Castro, Corneille, Diamante). Hormis le roi, personne. Ce que sont les femmes. Fragments de la Celestina. *Paris, Didot*, 1873, in-12.

— 1873. Lettre à l'Académie de médecine relative à la question de la réorganisation du Service de santé dans l'armée. (*Bull. de l'Ac. de méd.* du 5 août 1873.)

Le *Dictionnaire des sciences médicales*, le *Bulletin de Férussac*, le *Dictionnaire d'histoire naturelle*, l'*Encyclopédie des gens du monde*, la *Bibliothèque d'instruction populaire*, la *Biographie générale*, contiennent de nombreux articles de Fée.

On a aussi de lui plusieurs écrits ayant pour but l'amélioration de la pharmacie en France.

Enfin d'après M. Chereau (*Dictionnaire de Dechambre*), il aurait laissé les manuscrits suivants :

— Voyage en Italie pendant l'année 1841.

— Statistique universelle de la Péninsule ibérique.

— Les vies malheureuses.

— L'Enfer de Dante, traduction en prose avec commentaires.

— Mélanges littéraires et philosophiques.

FÉGUEUX (Eugène), né en 1830 est mort en 1875 pharmacien-major de 1ʳᵉ classe à l'hôpital militaire de Jouy-en-Josas. Il fut attaché au corps expéditionnaire du Mexique en qualité de pharmacien-major de 2ᵉ classe et fut membre correspondant de la Commission scientifique du Mexique, fondée sous le patronage de M. Duruy.

— Dosage de l'acide pectique. (*Mém. de méd. et ph. mil.*, 3ᵉ série, t. I.)

— Étude sur le *cactus opuntia*, figuier de Barbarie. (*Id.*, t. II.)

— Examen des urines de deux malades, l'un atteint de la maladie de Bright, l'autre de polydipsie. (*Id.*, t. II.)

— Analyse de l'eau des puits du Bled-Rogba. (*Id.*, t. X.)

— Préparation de l'alcool absolu. (*Jour. de ph. et ch.*, t. XXIX.)

— Notice sur Aguas Calientes (Mexique) et ses eaux thermales. (*Mém. de méd. et ph. mil.*, t. XXII.)

— Études sur les eaux de Barèges pendant la saison de 1869. (Id., t. XXV.)

Les *Archives de la Commission scientifique du Mexique* contiennent quelques notes de Fégueux sur la botanique et un travail *Sur la formation de la grêle.*

FIARD, pharmacien élève au Val-de-Grâce en 1816.

— Observations sur la cause de la couleur améthyste que prend souvent l'eau de Javelle. (*Jour. de pharm.*, t. V.)

FIGUIER (Jean-Pierre-Albin), né à Montpellier en 1833, pharmacien aide-major au corps expéditionnaire du Mexique, pharmacien-major de 1ʳᵉ classe en 1879, a été mis hors cadre en 1880 pour professer la pharmacie et la chimie à la Faculté de médecine et de pharmacie de Bordeaux.

— Recherches sur le dosage de l'argent à l'état de chlorure argentique. (*Mém. de méd. et ph. mil.*, 3ᵉ série, t. VII.)

— Note sur la préparation de l'onguent mercuriel. (*Id.*, t. VIII.)

— Préparation de quelques éthers. (*Id.*, t. VIII.)

— Étude sur une pile voltaïque à un seul liquide et à courant constant. (*Id.*, t. VIII.)

— Pile constante à un seul liquide. (*Id.*, t. XXIV et *Journ. de ph. et ch.*, 4ᵉ série, t. XI.)

FORTIER, pharmacien aide-major en 1833, pharmacien-major de 1ʳᵉ classe aux hôpitaux de la division d'Alger en 1855.

— Analyse d'un échantillon de sel gemme provenant des environs de Djelfa. (*Mém. de méd. et ph. mil.*, 2ᵉ série, t. XV.)

— Rapport médico-légal sur un empoisonnement par le sulfure d'arsenic. (*Gazette médicale de l'Algérie*, 1858.)

FORTIN (Edme-Guillaume), né en 1784, décédé en 1819. Nous n'avons trouvé aucune publication de ce pharmacien militaire, mais sa belle conduite à Stutgard pendant la campagne de 1807 doit être rappelée. Tous les médecins et les chirurgiens de l'hôpital avaient été successivement enlevés par le typhus : resté seul au milieu de plus de mille blessés, Fortin a déployé un zèle et un courage qui lui valurent les félicitations de l'empereur et la décoration de l'ordre de la Réunion (1).

Voir dans le *Journal de Pharmacie* de 1819, une notice nécrologique sur Fortin, par Virey.

FOURNEZ (Philippe-Joseph), pharmacien principal de première classe, né à Landrecies en 1812, retraité en 1872.

— Rapport sur la substitution du bichromate de potasse à l'acide azotique dans la pile de Bunsen. (*Mém. de méd. et ph. mil.*, 3ᵉ série, t. IV.)

— Note sur les quinquinas de l'Inde. (*Id.*, t. XXVII.)

M. Fournez a fait partie de la commission de rédaction du dernier *Formulaire des hôpitaux militaires*.

GALINIER, pharmacien-major à l'hôpital militaire de Besançon, retraité en 1840.

(1) Aboli en 1815.

, — Procédé pour obtenir le suc des borraginées. (*Mém. de méd. et ph. mil.*, 1re série, t. XII.)

— Note sur l'emploi de la suie de houille comme moyen de désinfection des baquets à urine. (*Id.*, t. LIV.)

GANNAL (Jean-Nicolas), le vulgarisateur du système d'embaumement par injection, suivit les armées françaises en Allemagne et en Russie en qualité de pharmacien militaire (1808-1814).

— Lettre sur la panification. (*Jour. de chim. médicale*, t. IX.)

— Histoire des embaumements. 1re édition, *Paris*, 1837. 2e édition, 1841.

GARREAU (Lazare), né à Autun en 1812, a quitté la pharmacie militaire avec le grade de pharmacien-major de deuxième classe pour occuper la chaire de pharmacie et toxicologie à l'École de médecine de Lille (1855).

— Analyse de l'eau du puits foré de l'hôpital militaire d'instruction de Lille, pour servir à l'hygiène et à la géologie. En commun avec Gillet. (*Mém. de méd. et ph. mil.*, 1re série, t. LVII.)

— Considérations sur les genres *saxifraga* et *bergenia*. Principe immédiat nouveau; le bergenin. Application des bergenia; expériences sur leur culture. (*Id.*, 2e série, t. VI.)

M. Garreau a présenté à l'Académie des sciences, en 1880, en collaboration avec M. Machelart, un travail plus étendu sur le même sujet (*Comptes rendus*, t. XCI).

— Nature de la cuticule, son rôle dans l'organisme de l'ovule; sa physiologie. Nouveau principe immédiat: la cuticulose. (*Id.*, t. VI.)

— Mémoire sur la respiration des plantes. (*Id.*, t. VII et *Comptes-rendus*, t. XXXII.)

— Nouvelles recherches sur la respiration des plantes. (*Id.*, t. VIII et *Comptes-rendus*, t. XXXIV.)

— Mémoire sur les relations qui existent entre l'oxygène consommé par le spadice de l'*arum italicum* en état de paroxysme et la chaleur qui se produit. (*Id.*, t. VIII et *Comptes-rendus*, t. XXXIV.)

— Mémoire sur un principe immédiat nouveau: la corycolurnine; nouvelle analyse du bergenin. (*Id.*, t. VIII.)

— Instruction sur les soins à apporter dans l'emploi du sulfure de carbone pour la destruction des insectes qui dévorent les grains. *Lille*, in-8.

— Altérations et falsifications des farines. *Lille*, 1855, in-8.

— Mémoire sur la formation des stomates dans l'épiderme des feuilles de l'*éphémère* des jardins et sur l'évolution des cellules qui les avoisinent. (*Comptes-rendus*, t. XXXVIII.)

— Réclamation de priorité à l'occasion d'un mémoire de M. Doyère sur l'emploi des anesthésiques pour la destruction des insectes qui attaquent les grains. (*Id.*, t. XLV.)

— Note sur l'emploi du sulfure de carbone pour détruire les insectes nuisibles. (*Id.*, t. XLV.)

— Nouvelles recherches sur la distribution des matières minérales fixées dans les divers organes des plantes. (*Id.*, t. L.)

— Sur la composition élémentaire des faisceaux fibro-vasculaires des fougères. (*Id.*, t. L.)

— Recherches sur les formations cellulaires, l'accroissement et l'exfoliation des extrémités radiculaires et fibrillaires des plantes. En collaboration avec Brauwers, phar.-major. Broc. in-8, 1859 et *An. des sc. nat.*, 4ᵉ série, t. X.

— Recherches expérimentales : 1° sur les causes qui concourent à la distribution des matières minérales fixes dans les divers organes des plantes ; 2° sur la matière vivante des plantes et la circulation intra-cellulaire. *Lille, Horemans*, 1859, in-4.

GÉRARD, pharmacien principal au dépôt de pharmacie de La Haye, puis au XIᵉ corps de la grande armée ; retraité en 1825.

— Lettre à M. Boudet sur les médicaments simples ou composés usités en Hollande, sur un moulin mécanique pour inciser et pulvériser les médicaments, sur un foret ou perforateur pour les vases de verre. (*Bulletin de pharmacie*, t. V.)

— Lettres sur une presse particulière employée en Silésie pour exprimer le lait caillé. (*Jour. de pharmacie*, t. I.)

GERMAIN, pharmacien militaire à l'hôpital de Hanau.

— Traduction d'un mémoire sur la manière de retirer l'eau-de-vie de pommes de terre. (*Annales de chimie*, t. LVI.)

— Notice sur la préparation des extraits des plantes vireuses. (*Bulletin de pharmacie*, t. V.)

. GESSARD (Louis-Marie), pharmacien de troisième classe à l'hôpital militaire de Fontainebleau en 1793, puis au magasin général des médicaments à Paris en 1796 ; membre de la Société de pharmacie.

— Sur la préparation en grand du carbonate sursaturé d'ammoniaque. (*Bulletin de pharmacie*, t. II.)

GILLET (Michel-Paul-Léon), né à Saintes, retraité en 1869 pharmacien principal de première classe à l'hôpital militaire Saint-Martin.

— Analyse de l'eau du puits foré de l'hôpital militaire d'instruction de Lille pour servir à l'hygiène et à la géologie. En collaboration avec M. Garreau. (*Mém. de méd. et ph. mil.*, 1re série, t. LVII.)

— Analyse d'une eau de puits que le génie militaire propose de faire arriver au camp de Sathonay, et de faire servir à l'alimentation des troupes. En collaboration avec M. Viltard. (*Id.*, 3e série, t. X.)

GRANET, pharmacien de première classe à l'hôpital militaire d'Avignon, puis à l'armée d'Italie en 1797.

— Observations sur la dépuration des sucs de plantes antiscorbutiques. (*Jour. de la Soc. des ph. de Paris*, 1797.)

— Observations sur le citrate calcaire. (*Id.*, 1798.)

— Sur la préparation du sirop de chicorée. (*Id.*, 1798.)

— Observations sur les sucs de bourrache et d'ortie et sur l'onguent nutritum. (*Id.*, 1798.)

GUÉRET, décédé, en 1794, pharmacien en chef de l'armée de la Moselle, fut longtemps apothicaire-major à l'hôpital militaire de Metz.

D'après Biron (*Disc. sur le perfectionnement de la médecine militaire*, 1815), il a produit des travaux de botanique, notamment sur les crucifères ; nous n'avons pas retrouvé ses écrits.

GUÉRETTE, pharmacien principal à l'hôpital militaire de Toulouse en 1825.

— Mémoire sur le sulfate de quinine retiré des quinquinas épuisés par décoction. (*Mém. de méd. et ph. mil.*, 1re série, t. XVII, et *Toulouse*, 1825, in-8.)

GUITTON, décédé pharmacien en chef et premier professeur à l'hôpital d'instruction de Metz.

— Note sur la préparation du sulfate de quinine. (*Mém. de méd. et ph. mil.*, 1re série, t. XX.)

— Sur l'emploi des pommes de terre comme antiscorbutique. (*Jour. de chim. médicale*, 1826.)

HENRY (A.), pharmacien-major à Phalsbourg, puis à Marseille (1837).

— Recherches chimiques sur le principe actif de la digitale pourprée. (*Mém. de méd. et ph. mil.*, 1re série, t. XL.)

— Recherches chimiques sur le suc de digitale pourprée. (*Id.*, t. XLIII.)

HERMANN DE LA HOGUE, pharmacien à l'hôpital d'instruction de Paris en 1816.

— Instruction sur la panification des blés avariés. (*Jour. de pharmacie*, t. III.)

HOLANDRE (Joseph-Jacques), né à Fresnes en Woivre, en 1778, quitta la pharmacie militaire pour remplir les fonctions d'inspecteur des mines d'Idria pendant l'occupation française (1809-1814). Il se retira plus tard à Metz où il publia :

— Faune du département de la Moselle. *Metz*, 1825, 2e édition en 1838.

— Flore de la Moselle. *Metz*, 1829, 2 vol. in-18, 2e édit. en 1842.

HUMBERT, pharmacien en chef de l'hôpital militaire de Toulon en 1798.

— Observations sur l'ouverture d'une autruche. (*Journal de la Soc. des pharm. de Paris*, 1798.)

HUSSON (Camille), pharmacien aide-major démissionnaire en 1870, membre correspondant national de la Société de pharmacie de Paris à Toul.

— De l'urée au point de vue chimique et physiologique. *Toul,* Bastien, 1867.

— Action de l'iode sur l'hydrogène arsénié et sur l'hydrogène antimonié. (*Mém. de méd. et ph. mil.*, 3e série, t. XXI et *Comptes-rendus de l'Ac. des sc.*, t. LXVII.)

— Sur l'analyse des sels de chrôme. (*Jour. de phar. et chim.*, 4e série, t. VII.)

— Action de l'iode sur le savon et sur les gommes. (*Id.*, t. VIII.)

— Note sur un cas d'empoisonement. (*Id.*, t. XI.)

M. Husson a publié depuis 1870 divers ouvrages édités par la maison Asselin, sur les principaux produits alimentaires: le lait, la crème, le beurre, le vin, la bière, etc.

IDT (Louis-Henri), pharmacien-major de première classe, né à Lyon en 1808, a servi dans la pharmacie militaire de 1830 à 1866, date de sa mise à la retraite.

— Rapport sur les bassins à sangsues de l'hôpital de Tlemcen. (*Mém. de méd. et ph. mil.*, 1re série, t. LVII.)

— Observations sur la préparation du vin de quinquina. (*Id.*, 3e série, t. VI.)

— Nouvelle note sur l'existence de la quinine dans les résidus provenant de la préparation du vin de quinquina. (*Id.*, t. VIII.)

JACOB (Pierre-Irénée), 1782-1855, pharmacien-major de première classe, l'un des rédacteurs du *Recueil des Mémoires de médecine, de chirurgie et de pharmacie militaires.*

— Discours prononcé le 26 janvier 1840 aux obsèques de J.-A.-B. Lodibert, ancien pharmacien en chef d'armée. (*Mém. de méd. et ph. mil.*, 1re série, t. XLVIII.)

JAUSSIN (Louis-Amant), mort à Paris en 1767, fut attaché comme apothicaire-major au corps de débarquement envoyé en Corse sous les ordres du comte de Boissieux en 1737.

On a de lui :

— Ouvrage historique et chimique où l'on examine s'il est certain que Cléopâtre ait dissout sur-le-champ la perle qu'on dit qu'elle avala dans un festin. *Paris, Moreau,* 1749, in-8.

— Mémoires historiques, militaires et politiques sur l'île de Corse, avec l'histoire naturelle de ce pays. *Lausane,* 1758, 2 vol. in-12.

— Mémoires historiques et militaires sur les principaux événements arrivés dans l'île de Corse depuis 1738 jusqu'en 1741. *Lausane, Bousquet,* 1759, 2 vol. in-12.

— Lettre à M. l'abbé de Laporte, 1759, in-12.

— Lettre au sujet des nouvelles formules de pharmacie.

— Mémoire sur le scorbut, in-12.

JEANNEL (Julien-François), ancien pharmacien en chef de l'armée d'Orient, pharmacien inspecteur au cadre de réserve depuis 1876, est né à Paris en 1814. Il entrait au service comme élève en 1832 et atteignit rapidement le grade de pharmacien principal (1852). Il a remplacé Poggiale au Conseil de santé des armées en 1872.

« M. Jeannel s'est acquis des droits particuliers à la reconnaissance de la population et de l'armée de Metz en organisant pendant le siège de cette ville une poste aéronautique (1). » Trente années auparavant, au siège de Médéah en 1840, il se faisait remarquer par le même esprit d'initiative en conservant aux combattants, sous forme d'extrait de viande et de viande fumée, tout le bétail qu'il était impossible de nourrir dans la place.

M. Jeannel est membre de la Société de pharmacie, professeur honoraire de l'École de médecine de Bordeaux et professeur à l'Institut catholique de Lille.

Ses publications :

— 1841. Sur les fabriques de gélatine et de viande fumée, improvisées à Médéah, dans le courant du mois de juillet 1840. (*Mém. de méd. et ph. mil.,* 1re série, t. LI.)

— 1847. Théorie de l'engourdissement et de l'insensibilité produits par les inhalations éthérées. *Bordeaux,* 1847.

(1) GRELLOIS. Histoire médicale du blocus de Metz. *Paris, Baillière,* 1872.

— 1847. Petit traité pratique des eaux potables au point de vue de l'hygiène civile et militaire. Examen des caractères physiques et chimiques auxquels on reconnaît l'insalubrité des eaux destinées à la boisson. Moyens conseillés pour corriger ou pour détruire cette insalubrité : 1° dans les diverses circonstances où les troupes peuvent se trouver en campagne ; 2° dans les pays marécageux et spécialement dans les landes de Gascogne. *Bordeaux*, 1847, in-8.

— 1853. De la nécessité de combattre les hérésies médicales. *Bordeaux*, 1853, in-8.

— 1853. De la certitude médicale et dé la nécessité d'améliorer les lois qui régissent l'exercice de la médecine. *Paris*, 1853, in-8.

— 1853. Lettre sur l'homœopathie. *Bordeaux*, 1853.

— 1856. Excursion en Circassie. *Bordeaux*, 1856, in-12.

— 1859. Note sur un nouvel aréomètre. (*Compt. rendus de l'Ac. des sc.*, t. XLVII.

— 1859. Recherches chimiques sur le rôle des corps gras dans l'absorption et l'assimilation des oxydes métalliques. (*Id.*, t. XLVII.)

— 1859. Recherches sur l'absorption et l'assimilation des corps gras émulsionnés et sur l'action dynamique des sels gras à base de mercure. (*Id.*, t. XLVIII.)

— 1859. Combinaisons des oxydes de mercure avec les acides oléique et stéarique, au point de vue chimique et pharmacologique. (*Id.*, t. XLVIII.)

— 1859. Nouvelles recherches sur l'émulsionnement des corps gras. (*Id.*, t. XLVIII.)

— 1859. Remarques critiques sur la classification de l'homme en histoire [naturelle et sur l'unité de l'espèce humaine, à propos des Éléments de zoologie médicale de M. le professeur Moquin-Tandon. *Bordeaux*, 1859.

— 1860. Lettre à M. le Dr Sales-Girons sur la théorie de la désinfection par le goudron. *Bordeaux*, 1860, in-8.

— 1860. Note relative à l'étamage des vases culinaires au moyen de l'alliage d'étain et de plomb. (*Mém. de méd. et ph. mil.*, 3ᵉ série, t. III.)

— 1860. Note sur la dissolution du fer dans les huiles végétales et animales. (*Id.*, t. IV.)

— 1860. Note sur la pommade au stéarate de mercure. (*Id.*, t. IV.)

— 1860. Formule d'un bain huileux économique. (*Journ. de ph. et ch.*, 3ᵉ série, t. XXXVII.)

— 1860. Sur les moyens de désinfecter et de parfumer l'huile de foie de morue et l'huile de ricin. (*Id.*, t. XXXVIII.)

— 1862. Extrait d'un mémoire sur la prostitution publique de la ville de Bordeaux en 1860; essai de statistique de l'infection vénérienne dans les garnisons de la France. (*Mém. de méd. et ph. milit.*, 3e sér., t. VII.)

— 1862. Des corps gras comme réactif du cuivre. (*Union pharmaceutique*, t. III.)

— 1863. Liquide prophylactique contre la syphilis. (*Journ.pharm. et ch.*, 3e sér., t. XLIV.)

— 1863. De la prostitution publique, et parallèle complet de la prostitution romaine et de la prostitution contemporaine. *Paris, Baillière*, 1863, in-8.

— 1864. Note sur les analyses d'étamages. (*Mém. de méd. et ph. mil.*, 3e sér., t. XII, et *Compt. rendus*, t. LXI.)

— 1864. Note sur la solubilité de l'iodure de plomb. (*Id.*, t. XII.)

— 1866. Recherches sur les solutions salines sursaturées. (*Id.*, t. XVI et *Compt. rend.*, t. LXI.)

— 1866. Nouvelles recherches sur les solutions salines sursaturées, et critique de la pancristallie. (*Id.*, t. XVI et *Compt. rend.*, t. LXII.)

— 1866. Note pour servir à l'histoire de l'acétate de soude; emmagasinage de la chaleur solaire. (*Id.*, t. XVI et *Compt. rend.*, t. LXII.)

— 1866. Note sur l'émulsion de goudron. (*Journ. de ph. et ch.*, 4e sér., t. IV.)

— 1866. La cristallographie et les phénomènes de sursaturation. (*Revue scientifique*, 1866.)

— 1867. Note sur la sursaturation appliquée à la purification et à la séparation de certains sels. (*Mém. de méd. et ph. mil.*, 3e série, t. XVIII et *Compt. rendus*, t. LXIII.)

— 1868. Note sur la préparation des sels de sesquioxyde de fer et sur le chloroxyde ferrique. (*Id.*, t. XXII et *Compt. rend.*, t. LXVI.)

— 1868. Note sur la solution officinale d'iodure de fer. (*Id.*, t. XX et *Journal de ph. et ch.*, t. VIII.)

— 1868. Chloroxyde ferrique et sous-azotate ferrique. (*Id.*, t. XX.)

— 1868. Préparation du citrate ferrique neutre. (*Un. pharm.*, t. IX.)

— 1868. De l'air; propriétés chimiques. *Paris, Hachette*, 1868, in-18.

Conférence faite à la gare Saint-Jean à Bordeaux.

— 1868. De la prostitution dans les grandes villes au xixᵉ siècle, et de l'extinction des maladies vénériennes. *Paris, Baillière,* 1868, in-12. 2ᵉ édition, 1874.

— 1869. La vie. Conférence faite à la Faculté des sciences de Bordeaux. *Paris, Hachette,* 1869, in-18.

— 1869. Théorie de la dissolution du calomel dans l'organisme. (*Un. pharm.,* t. X.)

— 1869. Note sur les enveloppes de lettres opaques dont l'intérieur est coloré en vert par l'arsénite de cuivre. (*Mém. de méd. et ph. mil.,* 3ᵉ sér., t. XXII.)

— 1869. Note sur l'eau camphrée. (*Id.,* t. XXIII).

— 1870. Note sur le protoxyde d'azote considéré comme agent anesthésique, présentée à l'Académie de médecine. (*Id.,* t. XXIV.)

— 1870. Sur la préparation du sous-acétate de plomb cristallisé. (*Id.,* t. XXIV.)

— 1870. De la régénération des vers à soie par l'éducation en plein air et de l'hygiène des hôpitaux en temps d'épidémie. *Paris, Baillière,* 1870, in-12.

— 1870. Formulaire officinal et magistral international, etc., suivi d'un mémorial thérapeutique. *Paris, Baillière,* 1870, in-12. 2ᵒ éd., 1876.

— 1870. Régulateur thermostatique à gaz. (*Mém. de méd. et ph. mil.,* t. XXV et *An. de ch. et phy.,* 4ᵉ sér., t. XXV.)

— 1870. Intendance, médecine et pharmacie militaires. (*Union médicale,* 1870.)

— 1871. Répression de l'ivrognerie dans l'armée française. Mémoire présenté à l'Académie de médecine. (*Mém. de méd. et ph. mil.,* t. XXVII.)

— 1872. Note sur la coction des aliments à une température inférieure à 100 degrés. (*Id.,* t. XXVIII.)

— 1872. Des plantations d'arbres dans l'intérieur des villes au point de vue de l'hygiène publique. Conférence faite au Jardin d'acclimatation, le 23 juillet 1872. (*Id.,* t. XXVIII et *Annales d'hygiène.*)

— 1872. Application de l'engrais chimique à l'horticulture. Conférence faite au Jardin d'acclimatation, le 9 juillet 1872. (*Id.,* t. XXVIII.)

— 1874. Note relative à l'influence des racines des végétaux vivants sur la putréfaction. (*Annales de ch. et ph.,* 5ᵉ série, t. V.)

— 1874. Prostitution et prophylaxie des maladies vénériennes en Angleterre. (*Annales d'hygiène*, 2ᵉ série, t. XLI.)

— 1874. Organisation d'un dispensaire spécial pour le traitement gratuit des vénériens indigents. (*Id.*, t. XLI.)

— 1875. Nouvelles études sur la prostitution en Angleterre à l'occasion des publications de l'Association pour l'abrogation des lois sur les maladies contagieuses. (*Id.*, t. XLIII.)

— 1875. Formule de contre-poison officinal multiple. (*Mém. de méd. et ph. mil.*, t. XXXI et *An. d'hyg.*, t. XLIII.)

— 1876. Influence des vibrations sonores sur le radiomètre. (*Compt. rendus*, t. LXXXIII.)

— 1876. Nouveau moyen de prévenir les empoisonnements par l'acide arsénieux. (*An. d'hyg.*, t. XLVI.)

— 1877. Empoisonnement par les pilules de Crosnier. (*Id.*, t. XLVII.)

M. Jeannel a collaboré au *Journal de médecine de Bordeaux*, au *Journal des sciences médicales de Lille*, au *Bulletin de la Société d'acclimatation* et au *Nouveau Dictionnaire de médecine et de chirurgie pratiques de Jaccoud*.

JEUNET (Claude), né à Cluny en 1834, pharmacien aide-major de première classe au corps expéditionnaire de Syrie en 1861, démissionnaire en 1868.

Jeunet a pris part à la guerre de 1870-1871 et a été tué comme officier de mobilisés.

— Action clarifiante du sulfate d'alumine sur les eaux bourbeuses. (*Union pharmaceutique*, t. VII et *Jour. de chim. méd.*, 1867.)

JUDAS (A.-C.), pharmacien-major, second professeur à l'hôpital d'instruction de Lille, puis pharmacien en chef, premier professeur à Metz, mort en 1833.

— Quelques recherches chimiques sur la racine du *bunium bulbocastanum*. En commun avec Pallas. (*Mém. de méd. et ph. mil.*, 1ʳᵉ série, t. V.)

JULLIER (Gabriel-Joseph), pharmacien-major de première classe, né à Nancy en 1811, retraité en 1869.

— Notice sur les eaux de la ville de Mascara et de ses environs. (*Mém. de méd. et ph. mil.*, 2ᵉ série, t. VIII.)

KREMER (Jean-Pierre), né en 1811 à Dalstein (Moselle), décédé à Metz, pharmacien-major de deuxième classe en 1867, membre de la Société botanique de France.

— Projet de colonisation de l'Algérie. *Paris, Dusacq*, 1848, in-8.

— De la sexualité et de l'hybridité des plantes, suivi de la nomenclature des plantes hybrides observées jusqu'à ce jour. *Montpellier*, 1852.

— Monographie des hépatiques de la Moselle, suivie d'une méthode analytique des genres et des espèces. *Metz, Thiel*, 1838, in-8.

— Description du *populus euphratica* : sa découverte sur les frontières du Maroc et son introduction en France. *Paris, Baillière*, 1866, in-4.

Le nom de Kremer est fréquemment cité dans la *Flore d'Algérie* de M. Cosson.

LABARRAQUE (Ant.-Germain), auquel on doit les applications des chlorures de soude et de chaux à l'industrie et à l'hygiène, a été pharmacien en chef de l'hôpital militaire de Berra pendant les guerres d'Espagne.

Il était de l'Académie de médecine.

— De l'emploi des chlorures d'oxyde de sodium et de chaux. *Paris*, 1825, in-8 de 48 p.

LACARTERIE (André de), né à Poitiers en 1791, fit les dernières campagnes de l'Empire et professa successivement dans les hôpitaux d'instruction de Lille, de Metz et du Val-de-Grâce (1845). Retraité comme pharmacien principal, il est mort en 1864.

On a de lui :

— Mémoire sur la réaction simultanée du sirop de sucre et d'un infusum de chicorée, ainsi que sur les produits auxquels elle donne naissance. (*Mém. de méd. et ph. mil.*, 1re série, t. XIV.)

— Examen chimique d'une concrétion retirée d'une tumeur située à la partie antérieure et inférieure de l'hypocondre droit d'une femme. (*Id.*, t. XXIII.)

— Rapport sur l'emploi des huiles d'arachide et de sésame, dans la composition de divers médicaments externes. (*Id.*, 2e sér., t. VIII.)

LALOUETTE, pharmacien-major à Calais en 1821.

— Observation sur une sangsue avalée en buvant et fixée pendant trois semaines dans les fosses nasales. (*Mém. de méd. et ph. mil.*, 1re série, t. X.)

LAMBERT (Étienne-Gabriel), né à Autun en 1829, pharmacien aide-major à l'armée d'Italie, puis pharmacien-major au Mexique, décédé en 1871.

Lambert était membre de la Commission scientifique du Mexique.

— Recherches sur les eaux potables et minérales du bassin de Rome, en collaboration avec Commaille. (*Mém. de méd. et ph.*, 3e série, t. III.)

— Sur le fruit du pin à pignon et sur la présence du cuivre dans plusieurs végétaux, notamment dans ceux de la famille des Conifères, en collaboration avec Commaille. (*Id.*, t. V.)

— Analyse de l'eau du puits artésien de Passy, en collaboration avec Poggiale. (*Id.*, t. VIII.)

— De la composition et de la nature des eaux des diverses localités du Mexique. (*Id.*, t. VIII et *Archives de la Commission scient. du Mexique*, t. III.)

LANCELOT (Charles), pharmacien-major de première classe, a pris sa retraite en 1881. Il était entré au Val-de-Grâce comme pharmacien-stagiaire en 1854.

— De la pétréoline et de ses applications.

LANGLOIS (Charles), ancien professeur aux hôpitaux de perfectionnement de Strasbourg et de Metz, a été retraité en 1861, pharmacien principal de première classe aux Invalides. Il est mort à Paris, octogénaire, en 1880, et a été inhumé à Songeons (Oise) son pays natal.

Langlois a été l'un des rédacteurs du *Recueil de mémoires de médecine et de pharmacie militaires.*

Il a laissé :

— 1830. Dissertation sur l'asphyxie en général et sur celle par les gaz en particulier. *Paris*, 1830, in-4.

— 1834. Recherches tendant à prouver que l'iodure d'amidon ne résulte pas d'une combinaison à proportions définies d'iode et d'amidon, mais bien d'un simple mélange caractérisé seulement par sa couleur. (*Mém. de méd. et ph. mil.*, 1ʳᵉ série, t. XXXVI.)

— 1838. Remarques sur la formation et la composition de l'oxychlorure d'antimoine cristallisé. (*Id.*, t. XLV.)

— 1838. Note sur la préparation du sulfate de quinine et observations sur la non-existence des carbonates de quinine et de cinchonine. (*Id.*, t. XLV.)

— 1840. Note sur l'acide hyposulfureux libre. (*Id.*, t. XLVIII et *Compt. rendus de l'Ac. des sc.*, t. X.)

— 1841. Mémoire sur l'action du gaz ammoniac sur les charbons ardents; formation du cyanure d'ammonium. (*Id.*, t. L et *Annales de ch. et ph.*, 3ᵉ série, t. I.)

— 1842. Note sur un nouvel acide du soufre. (*Id.*, t. LII et *Annales ph. et ch.*, t. IV.)

— 1842. Examen d'une matière sucrée recueillie sur les feuilles de tilleul. (*Id.*, t. LIII et *An. de ch. et ph.*, t. VII.)

— 1843. Examen chimique de la sève de quelques végétaux. (*Id.*, t. LIII et *Compt. rendus*, t. XVII.)

— 1845. Note sur l'action de l'acide sulfureux sur les monosulfures alcalins. (*Id.*, t. LVIII et *Compt. rendus*, t. XX.)

— 1845. Sur la composition chimique de la matière cancéreuse. (*Gazette méd. de Strasbourg*, 1845.)

— 1848. Sur le pain de betterave. (*Journ. de chim. médicale*, 1848, et *Travaux de la Soc. méd. de la Moselle*.)

— 1848. Analyse des eaux de la ville de Metz; qualités hygiéniques et industrielles. *Metz*, 1848, in-8.

— 1848. Rapport médico-légal sur un cas de suspicion d'empoisonnement par l'arsenic, en collaboration avec Dieu. *Metz*, 1848, in-8.

— 1849. Rapport sur l'extraction de la fécule du marron d'Inde, privée de son amertume par de simples lavages à l'eau ordinaire. (*Mém. de l'Ac. de Metz*, 1849.)

— 1849. Discours sur les secours que la chimie peut prêter à la médecine pratique. (*Trav. de la Soc. méd. de la Moselle*, 1849.)

— 1850. Rapport médico-légal sur un cas d'empoisonnement par les feuilles de laurier-rose. (*Gaz. hôp. de Paris*, 1850.)

— 1850. Analyse de quelques minerais de fer employés dans les usines d'Ars-sur-Moselle ; composition de la fonte grise sortant des hauts fourneaux de ces établissements. (*Mém. de l'Ac. de Metz, 1850 et Compt. rendus*, t. XXX.)

— 1850. Rapport sur la substitution du blanc de zinc au blanc de plomb dans la peinture. (*Id.*, 1850.)

— 1851. Rapport sur l'influence fâcheuse que les fumiers, dans les villages, exercent sur la santé publique ; des indications sur les moyens à adopter pour leur donner une meilleure disposition. (*Trav. du Conseil d'hyg. de la Moselle*, 1851.)

— 1851. Instruction sur la vérification des substances alimentaires. (*Id.*, 1851.)

— 1852. Études minéralogiques et chimiques sur les minerais de fer du département de la Moselle, en collaboration avec M. Jacquot. (*Annales des mines*, 4ᵉ sér., t. XX et *Metz*, 1852, in-8.)

— 1852. Discours sur la constitution de l'atmosphère, prononcé le 9 mai 1852. (*Mém. de l'Ac. de Metz*, 1852.)

— 1853. Nouvelles recherches sur l'acide hyperiodique et les hyperiodates à bases minérales et à bases végétales. (*Ann. de chim. et phy.*, 3ᵉ série, t. XXXIV.)

— 1853. Analyse de la source ferrugineuse *la Bonne-Fontaine*, près Metz. (*Bul. de l'Ac. de médecine*, t. XIII.)

— 1853. De l'existence du cuivre dans les végétaux et dans l'organisme humain. (*Id.*, t. XIII.)

— 1853. Analyse d'une eau minérale saline de la Chartreuse, à Rettel, près de Sierck ; indications sur la nature de plusieurs autres sources salées de l'arrondissement de Sarreguemines. (*Mém. de méd. et ph. mil.*, 2ᵉ sér., t. X.)

— 1853. Note sur la production de l'électricité par le passage des liquides à travers les corps poreux. (*Id.*, t. X et *Compt. rendus*, t. XXVIII.)

— 1854. Action de l'acide carbonique sur la quinine et la cinchonine, formation du carbonate de quinine cristallisé. (*Id.*, t. XIII et *Compt. rend.*, t. XXXVII.)

— 1856. Nouvelles expériences relatives à l'action de l'acide carbonique sur les alcalis végétaux, l'alumine, le sesquioxyde de fer et le sesquioxyde de chrome. (*Ann. chim. et phys.*, t. XLVIII.)

— 1857. Examen du gaz provenant de la décomposition de l'eau par le charbon incandescent. Action de ce gaz sur les animaux. (*Id.*, t. LI.)

— 1858. Sur la formation du cyanogène par le passage de l'azote sec sur un mélange incandescent de charbon et de carbonate de potasse. (*Id.*, t. LII.)

— 1859. Note sur la production de l'hydrophane artificielle. (*Id.*, t. LII.)

— 1860. Action de l'iode sur une solution concentrée de cyanure de potassium : production instantanée de cristaux d'iodocyanure de potassium. (*Id.*, t. LX et *Compt. rendus*, t. LI.)

— 1860. De la production du chlorure et du bromure de cyanogène. (*Id.*, t. LXI et *Journal de ph. et chim.*)

— 1865. Action comparative de l'eau distillée aérée et de l'eau de source ou de rivière sur le plomb et quelques autres métaux. (*Mém. de méd. et ph. mil.*, 3° série, t. XIII.)

— 1866. Sur la formation de l'acide trithionique. (*Id.*, t. XVI et *Compt. rendus*, t. LXII.)

— 1868. Notice biographique sur M. Goffres, médecin principal. (*Id.*, t. XIX.)

— 1872. Remarque sur le rôle de quelques désinfectants. (*Mém. de méd. et ph. mil.*, 3° sér., t. XXVII.)

LAPEYRE (François-Placide), pharmacien principal de deuxième classe, décédé à Amélie-les-Bains en janvier 1870 à l'âge de cinquante-huit ans, a servi aux ambulances d'Afrique de 1834 à 1839. Il a été attaché au corps expéditionnaire de la Méditerranée en 1849 et au corps expéditionnaire de Chine en qualité de pharmacien en chef.

— Sur le service pharmaceutique du corps expéditionnaire en Chine. (*Mém. de méd. et ph. mil.*, 3° série, t. VI.)

Extrait d'un rapport adressé de Hong-Kong au Conseil de santé des armées.

— Sur le moyen de reconnaître la présence du soufre dans les urines des malades soumis à l'action des eaux sulfureuses. (*Id.*, t. XX.)

— Notice sur les thermes d'Amélie. (*Id.*, t. XX.)

— Analyse d'un savon du commerce. (*Id.*, t. XXII.)

— Recherches sur la glairine et la barégine de l'eau thermale d'Amélie-les-Bains et sur le degré de stabilité des éléments sulfureux de cette eau. (*Id.*, t. XXIV.)

LAPRÉVOTTE (Ferdinand), pharmacien aide-major à la colonne expéditionnaire dirigée contre Médéah en 1840 est mort à Bône pharmacien major:

— Analyse chimique des eaux de Bône, en collaboration avec M. Demortain. (*Mém. de méd. et ph. mil.*, 2ᵉ sér., t. IV.)

— Notice topographique sur Coléah, en collaboration avec Bouffar. (*Id.*, t. VI.)

LATOUR (Noël-Eugène), pharmacien principal de première classe en retraite depuis 1879, est né à Paris en 1818. Reçu pharmacien de première classe en 1843, il était aide-major en 1849 et principal en 1870. De 1872 à 1879 il a rempli les fonctions de pharmacien en chef de l'hôpital Saint-Martin et de membre de la Commission supérieure des subsistances militaires au ministère de la guerre.

M. Latour a attaché son nom à la découverte des bromhydrates de quinine, dont l'emploi est aujourd'hui très répandu en médecine. Il a été secrétaire de la Société de pharmacie.

Ses travaux :

— Note sur le laurier rose. (*Gaz. méd. de l'Algérie*, 1856 et *Journal de pharm. et ch.*).

— De l'ivresse produite par le Kiff: rapport médico-légal. (*Id.*, 1857.)

— Substitution de l'extrait de bois de campêche à l'extrait de monesia. (*Id.*, 1858, et *Journal de chimie médicale*.)

— Note sur la préparation du sulfate de protoxyde de fer sucré. (*Mém. de méd. et ph. mil.*, 3ᵉ série, t. I, et *Journal de pharm. et chim.*, 3ᵉ série, t. XXXII.)

— Mémoire sur les jujubiers. (*Gaz. méd. de l'Algérie* 1860, et *Jour. de pharm. et chim.*)

— Sur un moyen de conservation des pièces anatomiques. (*Jour. de ph. et ch.*, 3ᵉ série, t. XXXIX.)

— Sur un liquide pathologique extrait d'un Kyste ovarique. (*Id.*, t. XL.)

— Sur les bromhydrates de quinine et de cinchonine. (*Mém. de méd. et ph. mil.*, 3ᵉ série, t. XXV, et *Journal de pharm. et chim.*, 4ᵉ série, t. XII.)

— Sur la préparation du glycéré de sucrate de chaux et sur son emploi pour la préparation du liniment calcaire. (*Id.*, t. XXIX et *Journ. ph. et ch.*, t. XVIII.)

— Sur l'azotate de zinc considéré comme caustique. (*Jour. de ph. et ch.*, t. XVII.)

— Sur la préparation des sirops de tolu et de goudron. (*Id.*, t. XVII et *Mém. de méd. et ph. mil.*, t. XXXII.)

— Rapport sur un mémoire de M. Bretet intitulé : Essais sur l'eau et le sirop de goudron iodés. (*Journal de ph. et ch.*, 4e série, t. XVII.)

—Rapport sur le prix des thèses présentées à la Société de pharmacie. (*Id.*, t. XIX.)

— Sur les bromhydrates de cinchonine et de morphine. (*Id.*, t. XXV.)

— Sur la Quercétagétine, en collaboration avec M. Magnier de la Source. (*Id.*, t. XXVI)

M. Latour a collaboré à la *Gazette médicale de l'Algérie* de 1856 à 1861. Il a donné un procédé pour reconnaître la présence de la fuchsine dans les vins. (A. GAUTIER, Sophistication des vins. *Paris*, 1877.)

LAUBERT (Charles-Jean) est né à Téano en Italie en 1762 de parents d'origine française. Il était professeur à Naples et jouissait déjà d'une légitime popularité lorsque ses tendances trop nettement exprimées en faveur des idées françaises le rendirent suspect à l'entourage du roi Ferdinand et l'obligèrent de s'expatrier (1793). Il se réfugia en France où il sollicita et obtint l'autorisation d'être admis dans le corps des officiers de santé militaires.

Il était à l'armée de Joubert dans la Haute-Italie quand il reçut l'ordre de se rendre à Naples auprès du général Championnet, et fut placé, pour ainsi dire malgré lui, à la tête de la République Parthénopéenne que le Directoire venait de proclamer (1799).

Dans ces délicates fonctions, Laubert sut concilier tous les partis et lorsque la tranquillité fut affermie, il céda la présidence à Cirillo et reprit son service de pharmacien militaire.

Il fut par la suite pharmacien en chef de l'armée d'Espagne, puis pharmacien en chef de l'armée de Russie et chargé de la surveillance des approvisionnements en médicaments, aliments et boissons des places fortes de la Vistule, de l'Oder et de l'Elbe. Après l'occupation de Moscou, Napoléon eut recours à lui pour faire convertir sur place, en monnaies au titre de France, les lingots d'or et d'argent trouvés dans les caisses de l'État.

Laubert a succédé à Parmentier comme pharmacien inspecteur et membre du Conseil de Santé des armées : il était de l'Académie de médecine et a présidé la Société de pharmacie. Il est mort à Paris en 1835.

Les recherches de Laubert sur les quinquinas ont prélude à la découverte de la quinine et sont encore appréciées par tous ceux qui s'occupent de quinologie.

— 1810. Mémoire pour servir à l'histoire des différentes espèces de quinquina. (*Bulletin de pharmacie*, t. II.)

— 1811. Deuxième mémoire sur le même sujet en collaboration, avec Robert, pharmacien-major. (*Id.*, t. III.)

— 1811. Description d'un moulin usité en Espagne pour la pulvérisation des écorces et particulièrement du quinquina. (*Id.*, t. III.)

— 1814. Lettre sur diverses expériences de M. Astier et particulièrement sur l'emploi du camphre comme moyen d'arrêter la fermentation et la putréfaction. (*Id.*, t. VI.)

— 1815. Vues générales sur le plan qui pourrait être suivi par les pharmaciens chargés de l'enseignement dans les hôpitaux d'instruction. (*Mém. de méd. et ph. mil.*, t. I et *Jour. de pharmacie*, t. I.)

— 1815. Recherches botaniques, chimiques et pharmaceutiques sur le quinquina. (*Id.*, t. II et IV.)

Le même sujet est traité avec plus de développements dans le *Dictionnaire des sciences médicales* (1820).

— 1816. Quelques expériences sur l'écorce de *Cinchona Condaminea*. (*Jour. de pharm.*, t. II et III.)

« C'est dans cette espèce de quinquina que Laubert a trouvé la cristallisation désignée par Gomez sous le nom de *cinchonin* et reconnue plus tard comme alcali organique par Pelletier et Caventou (QUINOLOGIE de Delondre et Bouchardat. — *Paris*, 1854). »

— 1817. Expériences sur la matière que l'éther extrait de la noix de galle. (*Mém. de méd. et ph. mil.*, t. III et *Jour. de pharmacie*, t. IV.)

— 1817. Notice sur l'analyse de l'orge d'après les expériences de M. Proust. (*Id.*, t. III.)

— 1817. Notice biographique sur Bayen. (*Id.*, t. III.)

— 1817. Notice biographique sur Parmentier. (*Id.*, t. III.)

— 1818. Note sur la noix de galle. (*Id.*, t. IV.)

— 1818. Quelques essais sur la racine de quinquina. (*Id.*, t. V.)

— 1826. Résumé des essais qui ont été faits par les officiers de santé militaires pour la conservation, le dégorgement et la reproduction des sangsues, de 1820 à 1825. (*Id.*, t. XIX).

— 1827. Note sur la découverte du brôme. (*Id.*, t. XXII.)

— 1829. Mémoires sur le soufre et ses combinaisons les plus employées en médecine. (*Id.*, t. XXVI et XXVIII.)

— 1833. Des proportions chimiques dans la nature inorganique. (*Id.*, t. XXXV.)

Pendant qu'il était professeur à Naples, Laubert a produit plusieurs mémoires sur les mathématiques insérés dans les journaux italiens. Il a collaboré au *Dictionnaire des sciences médicales*, au *Formulaire des hôpitaux militaires* de 1821 et au *Recueil des mémoires de médecine et pharmacie militaire*.

A consulter : Notice sur Laubert, par Chevallier. (*Journ. de chim. médicale*, 1835.)

LAUGIER (André), 1770-1832. Désigné pour suivre l'armée d'Égypte, en qualité de pharmacien de 2ᵉ classe, Laugier ne put prendre part à l'expédition et fut nommé à l'hôpital militaire d'instruction de Toulon où il fut chargé des cours de pharmacie et de chimie. Il remplit les mêmes fonctions à l'hôpital de Lille (1802) puis devint le suppléant et le successeur de Fourcroy dans la chaire de chimie du Muséum.

Nous citerons parmi ses anciens travaux :

— Mémoire sur un nouveau minéral de l'île de France. (*Annales du Muséum*, t. III.)

— Mémoire sur les eaux minérales de Balaruc, en commun avec Brongniart. (*Id.*, t. IV.)

A consulter : Notice historique sur André Laugier, par Robiquet. *Paris*, 1832.

LAURAS (Michel-Fénelon), né à Fumel (Lot-et-Garonne) en 1807, entra au service en qualité de sous-aide-major aux ambulances de l'armée du Nord (1832). Il passa la plus grande partie de sa carrière en Algérie où il fut appelé en 1839. Il est mort en 1861 au moment où il allait être promu au grade de pharmacien principal.

Lauras était professeur à l'École de médecine et de pharmacie d'Alger.

Il a publié des recherches sur le *sorgho*, sur l'*opium indigène* et, en commun avec M. Ville :

— Recherches sur les vins et notamment sur les substances minérales qu'ils renferment. *Alger*, 1859, in-8.

LAURENS (L.), pharmacien en chef de l'hôpital militaire de Marseille.

— Observation sur l'emploi des soudes dans les fabriques de savon de Marseille. (*Annales de chimie*, t. LXVII.)

— Mémoire sur le sirop et le sucre de raisin, ou Recueil d'observations sur les raisins du département des Bouches-du-Rhône. *Marseille, Régnier*, 1809, in-8 de 64 pages.

— Observations chimiques sur la nature des eaux des fontaines publiques de Marseille. (*Recueil de l'Académie de Marseille*, 1810.)

— Analyse chimique des eaux minérales d'Aix. (*Id.*, 1810.)

— Analyse chimique des eaux minérales de Digne. *Marseille Régnier*, 1812, in-8 de 40 pages.

— Recherches sur les savons du commerce. *Marseille*, 1812, in-8 de 32 pages.

LEFÉBURE (J.-T.), pharmacien de 2ᵉ classe à l'hôpital militaire de Strasbourg en 1798; pharmacien-major et professeur à l'hôpital de Lille en 1822.

— Sur les différentes couches calcaires. (*Journal de physique*, 1791.)

— Quelques réflexions sur la chute des feuilles. (*Jour. de la Soc. des pharm. de Paris*, 1799.)

— Expériences sur la germination des plantes. *Strasbourg*, an XI, in-8.

— Notice sur l'hôpital militaire de Fains près Bar-le-Duc. (*Mém. de méd. et ph. mil.*, 1ʳᵉ série, t. V.)

— Réponse à l'auteur anonyme des observations sur le système floral. (*Jour. de pharmacie*, t. VII.)

— Exposition de la nouvelle doctrine médicale italienne par Tommasini, traduit de l'italien par J.-T. L. *Paris, Béchet*, 1821, in-8.

— Considérations relatives aux eaux minérales, naturelles et artificielles, suivies de l'analyse des eaux de la source de Sermaize (Marne). (*Mém. de méd. et ph. mil.*, 1ʳᵉ série, t. XI.)

— Des erreurs en médecine. (*Mém. de la Soc. des sciences de Lille*, 1827.)

— Précis théorico-pratique de la vaccine précédé d'une notice historique sur cette précieuse découverte etc. *Lille, Danel*, 1830, in-8 de 74 pages.

— Rapport sur les progrès de la vaccine dans le département du Nord, depuis son introduction jusqu'à ce jour. *Lille, Danel*, 1831, in-8 de 96 pages.

— Rapport sur l'état de la propagation de la vaccine dans le département du Nord pendant 1837. *Lille, Danel*, 1839, in-8 de 52 pages.

LEFRANC (Edmond), né à Meaux en 1826, pharmacien stagiaire au Val-de-Grâce en 1853, a demandé sa mise à la retraite comme pharmacien principal de l'armée en 1880.

M. Lefranc est membre de la Société de pharmacie et de la Société de botanique.

— Observations sur la préparation des sirops aromatiques. (*Jour. de ph. et ch.*, 3ᵉ série, t. XLVI.)

— De l'atractylis gummifera. (*Mém. de méd. et ph. milit.*, 3ᵉ série, t. XVIII et *Journal de pharm. et chim.*, 4ᵉ série, t. VIII.)

— Topographie et climatologie botaniques de Sidi-bel-Abbès. (*Id.*, t. XIX.)

— Topographie et climatologie botaniques de la Calle. (*Id.*, t. XIX.)

— Des chaméléons noir et blanc des Grecs. (*Id.*, t. XIX.)

— De l'acide atractylique et des atractylates, produits immédiats de la racine d'atractylis gummifera. (*Id.*, t. XXII, et *Jour. de ph. et ch.*, 4ᵉ série, t. IX.)

— Sur le carlinate de potasse et l'acide carlinique, produits immédiats de l'atractylis ou carlina gummifera. (*Id.*, t. XXIV, et *Jour. de ph. et ch.*, t. X.)

— De l'inuline et de ses modifications. (*Id.*, t. XXV, et *Jour. de ph. et ch.*, t. XII.)

— De l'helminthocorto net de la mousse de Corse chez les anciens. (*Id.*, t. XXX.)

— Des laines de couchage au point de vue hygiénique. (*Id.*, t. XXXV.)

— Sur le lévulose, en commun avec M. Jungfleisch. (*Comp. rend. de l'Ac. des sc.*, t. XCIII.)

LEPRIEUR (Charles-Eugène), né à Dieuze en 1815, ancien professeur aux hôpitaux militaires d'instruction, était pharmacien-major de 1re classe à Metz en 1870. Les services qu'il rendit pendant le siège de cette ville en assurant jusqu'aux derniers jours le service pharmaceutique de l'hôpital et des ambulances lui valurent la croix d'officier de la légion d'honneur et le grade de pharmacien principal.

M. Leprieur a pris sa retraite à Paris en 1875 : il est actuellement le président de la Société entomologique de France.

Liste de ses publications :

— 1851. Méthode dichotomique appliquée au genre *Stenus*. (*Annales de la Société entomologique*, 2e série, t. IX.)

— 1853. Quelques mots sur l'*hydrophilus inermis*. (*Id.*, 3e série, t. II.)

— 1858. Essai analytique des eaux thermales d'Hammam-Lif et d'Hammam-Gourbès de la régence de Tunis. (*Mém. de méd. et pharm. militaires*, 2e série, t. XX, et *Comptes rendus de l'Ac. des sc.*, t. XLIV.)

— 1859. Note sur l'huile de lentisque. (*Mém. de méd. et ph. mil.*, 3e série, t. I.)

— 1860. De l'emploi de l'alcool saturé d'acide arsénieux pour la conservation des collections entomologiques. (*Ann. de la Soc. entom.*, 4e série, t. I, et *Mém. de méd. et ph. mil.*, 3e série, t. V.)

— 1861. Description de la larve du *teretrus parasita*. (*Ann. de la Soc. ent.*, 4e série, t. I.)

— 1861. Essai sur les métamorphoses du *trachys pygmœa*, insecte de la famille des Buprestides. (*Id.*, 4e série, t. I.)

Ce mémoire, présenté à l'Académie des sciences (*Comptes rendus*, t. XLIV), a été l'objet d'un rapport de M. Duméril dont les conclusions suivantes ont été adoptées : « Nous pensons que le mémoire de M. Leprieur confirme et développe beaucoup mieux la première observation de Réaumur sur les larves des Trachydes, qui ont toutes, très probablement, la même manière de vivre ; que ses recherches établissent un fait positif sur ce point trop peu connu de l'histoire de ces insectes ; que l'exactitude de ses recherches mérite l'approbation de l'Académie qui les a reçues avec intérêt et que la publication en est très désirable. »

— 1862. Remarque sur une note de M. Weber relative à la plante nommée *Thuong-son.* (*Mém. de méd. et ph. mil.*, 3e série, t. III.)

— 1864. Matériaux pour servir au complément de la faune vogéso-rhénane. — Notes sur quelques coléoptères des environs de Colmar. (*Bull. de la Soc. d'hist. nat. de Colmar.*)

— 1865. Note sur la préparation du sirop de baume de Tolu et sur la proportion des principes actifs qu'il renferme. (*Mém. de méd. et ph. mil.*, t. XIV.)

— 1865. Nouvelles notes sur quelques coléoptères des environs de Colmar. (*Bulletin de la Soc. d'hist. nat. de Colmar.*)

— 1866. La chasse aux coléoptères. *Colmar, Decker*, 1866.

— 1869. Notes sur le genre *hœmonia* et spécialement sur l'espèce qu'on trouve dans les eaux de la Moselle. (*Bull. de la Soc. d'hist. nat. de Colmar* et *Ann. des sc. naturelles.*)

— 1873. Monographie des *Rhinocyllides*, par feu Capiomont, mise en ordre d'après les manuscrits de l'auteur, par M. Leprieur. (*Ann. de la Soc. entom.*)

— 1874. Monographie des Larinus, par feu Capiomont, etc. (*Id.*, 1874.)

— 1875. Monographie des Lixus, par feu Capiomont, etc. (*Id.*, 1875.)

LE ROY (Charles), 1726-1779, membre correspondant de l'ancienne Académie des sciences (1752) apothicaire-major et professeur à Montpellier, était l'un des fils du fameux horloger Julien Le Roy

Il a donné une théorie des phénomènes de vaporisation basée sur la dissolution de l'eau par l'air, qui a été acceptée pendant quelque temps par les physiciens. (Cuvier, *Hist. des progrès des sciences,* p. 23.)

— De aquarum mineralium natura et usu propositiones. 1758, in-8.

— Quœstiones chimicæ pro cathedrâ vacante per obitum D. Serane. 1759, in-4.

— Tentamen medicum de purgantibus. *Monspeliensis*, 1762, in-4.

— Mélanges de physique, de chimie et de médecine, contenant un Mémoire sur l'élévation et la suspension de l'eau en l'air et sur la rosée ; Mémoire sur l'usage des eaux de Balaruc ; Mémoire sur le mécanisme par lequel l'œil s'accommode aux différentes distances des objets ; Précis sur les eaux minérales, etc. *Paris, Cavelier*, 1771, in-8.

Quelques-uns de ces mémoires sont imprimés dans le *Recueil de l'Académie des sciences*, de 1751 à 1755.

LEROY (Jacques-Agathange), apothicaire-major pendant la guerre de Sept-Ans, est mort à Paris en 1812, âgé de quatre-vingts-ans.

— Formulæ medicamentorum nosodochiis militaribus adaptatæ. *Cassela*, 1761, in-8.

— Essai sur l'usage de l'écorce du garou ou Traité des effets des exutoires employés contre les maladies rebelles et difficiles à guérir, nouv. édit. *Paris, Didot*, 1774, in-12.

La 1re édit. de 1767 est anonyme.

— De la connaissance et du traitement des principales maladies aiguës, par Eller, — traduit du latin par Jacq-Agath. Leroy. *Paris*, 1774, in-12 ; nouv. édit., 1785, in-12.

Leroy a fourni en outre plusieurs mémoires à différents recueils (Quérard).

LE SAUVAGE (Pierre-Jean), pharmacien principal à l'hôpital de Lyon en 1840 ; ancien pharmacien aide-major démonstrateur au Val-de-Grâce.

— Essai topographique et médical sur Bayonne et ses environs. (*Mém. de méd. et ph. mil.*, 1re série, t. XVII.)

— Description succincte des plantes du Midi de la France disposées méthodiquement d'après de Lamarck et de Candolle. (*Id.*, t. XVII.)

— Note sur le phytolacca decandra. (*Id.*, t. XIX.)

LESTIBOUDOIS (Jean-Baptiste), né à Douay en 1715, mort à Lille en 1804, a suivi les armées françaises en Allemagne en qualité d'apothicaire-major.

— Abrégé élémentaire de botanique à l'usage de l'École de botanique de Lille. *Lille, Henri*, 1774, in-8, avec une carte.

— Abrégé élémentaire de l'histoire naturelle des animaux. *Lille, Jacquez*, in-8.

On lui doit aussi une « *Description des plantes qui croissent dans les pays de Brunswick et de Cologne,* » et des « *Observations sur les pommes de terre* » insérées au *Journal de physique* de 1774.

LEVASSEUR, pharmacien-major à l'hôpital militaire de Nancy en 1820.

— Note sur la découverte du moyen de convertir en sucre la fibre ligneuse. (*Mém. de méd. et ph. mil.*, 1ʳᵉ série, t. VII.)

— Observation relative à une pierre pesant sept onces, située entre le prépuce et le gland. (*Id.*, t. XI.)

LÉVY (Louis), pharmacien-major de première classe à Strasbourg en 1858 ; né à Bouxviller en 1808.

— Essais de panification avec les résidus de betteraves provenant de l'extraction du sucre ou de l'alcool. *Metz, Alcan*, 1847, in-8.

— Analyse des eaux de Strasbourg et de Phalsbourg, en collaboration avec Roger. (*Mém. de méd. et ph. mil.*, 2ᵉ série, t. XXII.)

LODIBERT (Jean-Antoine-Bonaventure), après de fortes études au grand collège de Lyon, entra à vingt ans dans le corps des officiers de santé militaires et fut attaché successivement aux armées du Nord, de Sambre-et-Meuse et d'Outre-Rhin. On le retrouve pharmacien-major aux hôpitaux de Wesel, d'Utrecht et de Strasbourg, puis pharmacien principal au IIIᵉ corps de la grande armée et à l'armée du Nord (1815). Nommé, à la Restauration, pharmacien en chef et premier professeur à l'hôpital d'instruction de Lille, il passa avec les mêmes titres au Val-de-Grâce et prit sa retraite en 1835. Il est mort à Paris en 1840 : il était né à Crest (Drôme) en 1772.

Lodibert appartenait à l'Académie de médecine : il a présidé la Société de pharmacie.

On a de lui :

— Essai sur la tymiatechnie médicale. *Paris, Dijot*, 1808.

— Éloge de Brugmans, professeur à l'Université de Leyde.

Il est fait mention de cet éloge dans le *Journal de pharmacie* de 1821.

— Notice sur la culture de l'asperge et sur les produits qu'on peut obtenir de cette plante. (*Journal de pharm.*, t. VIII.)

— Sur l'emploi du nitrate d'argent. (*Id.*, t. VIII.)

— Vues sur l'organisation de la pharmacie en France. (*Id.*, t. X.)

— Sur la matière cristalline du girofle. (*Id.*, t. XI.)

— Note sur le sucre de fleurs d'aloès. (*Journal de chim. méd.*, 1827.)

— Rapport fait à la Société de pharmacie sur l'emploi de l'ergot du seigle en médicament. (*Journ. de pharm.*, t. XIV.)

— Nouvel appareil propre à la désinfection par le chlore. (*Journ. de chim. méd.*, 1828.)

— Notice sur Bruloy, pharmacien inspecteur. (*Mém. de méd. et ph. mil.*, 1re série, t. XXXI.)

MALATRET, pharmacien en chef de l'hôpital de la Garde Royale en 1817.

— Opuscules chimiques de P. Bayen, recueillis et mis en ordre par le citoyen Malatret, son neveu, l'un des pharmaciens de la pharmacie centrale des hôpitaux militaires. *Paris*, 1798, 2 vol. in-8.

Nous n'avons pu retrouver cet ouvrage qui a dû être tiré à un petit nombre d'exemplaires.

MARSEILHAN, pharmacien sous-aide à l'hôpital militaire de Sedan en 1824.

— Notice topographique sur la ville et les établissements militaires de Sedan. (*Mém. de méd. et ph. mil.*, 1re série, t. XV.)

— Documents sur Oran. (*Id.*, t. LII.)

MARTIN (C.-P.), pharmacien aide-major en 1819.

— Essai de pharmacologie considérée d'une manière générale dans ses rapports avec les sciences physico-chimiques et physiologiques. *Paris, Crevot*, 1819, in-8.

MASSIE (Jean-François-Alphonse), né à Saignon (Vaucluse), a
été retraité en 1878, pharmacien principal de première classe,
directeur de la réserve des médicaments de Marseille. Il était
entré dans le corps des officiers de santé de l'armée en 1840.

— Étude sur le laurier-cerise. (*Mém. de méd. et ph. milit.*, 3ᵉ série,
t. XI.)

— Note sur l'hydratation de la semence de moutarde noire.
(*Id.*, t. XI.)

— Des causes qui déterminent la perte du poids du sulfate de
quinine cristallisé, renfermé dans des boîtes en fer-blanc. (*Id.*,
t. XIII.)

— Études sur les vins rouges sucrés du département de Vaucluse.
(*Id.*, t. XIX.)

— Études sur les huiles grasses avec indication d'une méthode
pour reconnaître facilement une espèce d'huile et d'un moyen
simple de déterminer si l'huile d'olive est pure ou falsifiée. (*Id.*,
t. XXV, et *Journ. de pharm. et chir.*, 4ᵉ série, t. XII.)

Cet important travail est reproduit en partie dans le *Dictionnaire des falsifications*
de Chevallier et Baudrimont.

— Note sur le silicate de potasse et le silicate de soude. (*Journ.
de pharm. et chir.*, t. XXI.)

— Note sur la conservation de certaines substances altérables au
moyen du fer en barre et du mercure métallique. (*Mém. de méd. et
ph. mil.*, t. XXXII.)

— Note sur l'huile de croton tiglium. (*Id.*, t. XXXIV.)

MASSON-FOUR, pharmacien à l'armée d'Orient et à l'armée
d'Italie.

— Analyse des eaux de Jouhe (Jura). (*Bull. de pharmacie*, t. I.)
— Mémoire sur l'ipécacuanha et ses préparations. (*Id.*, t. I.)

MÉTRASSE, pharmacien-major à l'armée d'Allemagne en 1811.

— Note sur l'emploi de l'acide muriatique oxygéné à l'état liquide
comme désinfectant. (*Bull. de pharm.*, t. III.)

MEURDEFROY, pharmacien-major à l'hôpital militaire de Toulon en 1839.

— Recherches expérimentales sur la conservation et la multiplication des sangsues officinales. (*Mém. de méd. et ph. mil.*, 1re série, t. LVII.)

MILLON (Auguste-Nicolas-Eugène) est originaire, comme Bayen, de Châlons-sur-Marne. Il était élève au Val de-Grâce en 1832, pharmacien aide-major en 1838, major en 1843 et principal en 1848. Il a résidé successivement à Toulouse, à Lunéville, à Metz, à Versailles et à Paris où on le trouve, de 1841 à 1848, brillant professeur au Val-de-Grâce. Les travaux publiés par Millon pendant cette courte période lui valurent l'honneur d'être porté sur la même liste que MM. Péligot, Frémy et Cahours, pour remplacer Darcet à l'Académie des sciences, et la plus belle carrière scientifique lui semblait assurée, lorsqu'il fut envoyé à Lille et de là en Afrique, en même temps que la plupart des officiers connus pour leurs opinions libérales. Il y resta jusqu'à sa retraite (1851-1865).

Il est mort dans l'établissement hydrothérapique de Saint-Seine près Dijon, le 28 octobre 1867, à l'âge de cinquante-cinq ans.

« Millon avait l'esprit fin, très étendu, aussi fécond que curieux, légèrement caustique et dédaigneux pour les savants qui ne savaient pas le comprendre ou qui ne partageaient pas ses idées. Il possédait au plus haut degré la faculté de s'assimiler les découvertes des autres, et l'histoire de la chimie lui marquera sûrement sa place parmi les Laurent, les Gerhardt et les Pelouze (*Hœfer*). »

Liste chronologique des travaux scientifiques de Millon :

— 1837. Sur les azotures de brome et de cyanogène, et les propriétés de ces deux composés. (*Comptes rendus de l'Académie des sciences*, t. V, et *Annales de chimie et de physique*, 2e série, t. LXIX.)

— 1838. Mémoire sur quelques azotures nouveaux et sur l'état de l'azote dans plusieurs combinaisons. (*Comptes rendus*, t. V, et *Annales de chimie et de physique*, 2e série, t. LXIX.)

— 1838. Note sur la formation d'un perchlorure de soufre cristallisé. (*Comptes rendus*, t. VI.)

— 1838. Sur de nouvelles combinaisons du chlore, du brôme et de l'iode. (*Id.*, t. VI.)

— 1839. Note sur les composés décolorants désignés sous le nom d'hypochlorites. (*Id.*, t. IX.)

— 1840. Sur la décomposition des matières organiques par la baryte. En collaboration avec M. Pelouze. (*Id.*, t. X.)

— 1841. Recherches sur les combinaisons oxygénées du chlore. (*Id.*, t. XII.)

— 1841. Action de l'iode sur le chlorate de potasse. (*Id.*, XII.)

— 1841. Discours sur les méthodes scientifiques anciennes et modernes, prononcé au Val-de-Grâce, le 16 octobre 1841. (*Mém. de méd. et pharm. militaires*, 1re série, t. LI.)

— 1842. Sur la préparation des acides bromhydrique et iodhydrique. (*Journal de pharmacie et de chimie*, 3° série, t. I, et *Mém. de méd. et pharm. militaires*, t. L.)

— 1842. Sur les bichlorures d'hydrogène et de plomb. (*Id.*, t. I, et *Mém. de méd. et pharm. milit.*, t. L.)

— 1842. Recherches sur l'acide nitrique. (*Comptes rendus*, t. XIV, et *Annales de chimie et de physique*, 3° série, t. VI.)

— 1842. Mémoire sur une nouvelle combinaison de chlore et d'oxygène. (*Id.*, t. XV.)

— 1843. Mémoire sur les combinaisons oxygénées du chlore. (*Id.*, t. XIV, et *Annales de chimie et de physique*, t. VI.)

— 1843. Sur les phénomènes chimiques dus au contact. En collaboration avec J. Reiset. (*Id.*, t. XVI, et *Annales de chimie et de physique*, t. VIII.)

— 1843. Action de l'acide nitrique sur l'alcool et de l'éther nitrique. (*Id.*, t. XVII, et *Annales de chimie et de physique*, t. VIII.)

— 1843. Sur l'acide iodique libre et combiné. (*Id.*, t. XVII, et *Annales de chimie et de physique*, t. IX.)

— 1844. Nouvelles recherches sur l'iode. (*Id.*, t. XVIII.)

— 1844. Action de l'acide nitrique sur l'iode. (*Annales de chimie et de physique*, t. XII.)

— 1844. Action de l'acide sulfurique sur l'acide iodique, et des composés qui en résultent. (*Id.*, t. XII.)

— 1844. Mémoire sur deux nouvelles combinaisons oxygénées de l'iode. (*Id.*, t. XII.)

— 1844. Sur l'oxydation des substances organiques par l'acide iodique, et de l'influence des petites quantités sur les actions chimiques. (*Comptes rendus,* t. XIX, et *Annales de chimie et de physique,* t. XIII.)

— 1844. Mémoire sur le passage de quelques médicaments dans l'économie animale et sur les modifications qu'ils y subissent. En collaboration avec M. Laveran. (*Id.,* t. XIX, et *Annales de chimie et de physique,* t. XII.)

— 1844. Recherches sur la constitution chimique des acides et des bases. (*Id.,* t. XIX, et *Annales de chimie et de physique,* t. XIII.)

— 1844. Note sur quelques réactions propres au bichlorure de mercure. (*Id.,* t. XIX, et *Revue scientifique et industrielle de Quesneville,* t. III.)

— 1844. Sur une nouvelle combinaison de soufre, de chlore et d'oxygène. (*Id.,* t. XIX, et *Annales de chimie et de physique,* t. XXIX.)

— 1844. Remarques sur les éléments qui composent les substances organiques, et sur leur mode de combinaison. (*Id.,* t. XIX, et *Annales de chimie et de physique,* t. XIII.)

— 1845. Recherches sur le mercure et sur quelques-unes de ses combinaisons. (*Id.,* t. XX, et *Annales de chimie et de physique,* t. XVIII.)

— 1845. Mémoire sur la décomposition de l'eau par les métaux en présence des acides et des sels. (*Comptes rendus,* t. XXI.)

— 1845. Note sur l'absorption de l'émétique et l'élimination de l'antimoine par les urines. En collaboration avec M. Laveran. (*Id.,* t. XXI.)

— 1845. Mémoire sur l'oxyde de mercure ammoniacal. (*Id.,* t. XXI, et *Annales de chimie et de physique,* t. XVIII.)

— 1845. Note sur la production de l'iodoforme. (*Id.,* t. XXI, et *Annales de chimie et de physique,* t. IX.)

— 1845. Annuaires de chimie. En collaboration avec MM. J. Reiset, Hœfer et Nicklès. 7 volumes, de 1845 à 1851.

— 1845. Éléments de chimie organique, comprenant les applications de cette science à la physiologie animale. 2 volumes, 1845-1848. *Paris, Baillière,* in-8.

« Les *Éléments de chimie organique* de Millon demandent à être lus avec soin et en détail : lorsqu'on en a bien saisi l'ensemble, on ne peut s'empêcher d'admirer la fécondité de vues et la précision des généralités qui caractérisent cette œuvre remarquable et intéressante comme toutes les productions de ce regrettable savant. (E. MILLON. Sa vie et ses travaux. *Paris, Baillière,* 1870.)

— 1846. Sur la permanence de l'antimoine dans les organes vivants.

(*Comptes rendus*, t. XXII, et *Annales de chimie et de physique*, t. XIX.)

— 1846. Remarques sur quelques dispositions particulières à l'affinité ; observations principalement relatives au sulfate de chaux et à l'acide sulfovinique. (*Id.*, t. XXIII, et *Annales de chimie et de physique*, t. XIX.)

— 1846. Recherches chimiques sur le mercure et sur les constitutions salines. (*Id.*, t. XXIII, et *Paris, Baillière*, 1846, in-8.)

— 1846. Note sur la décomposition du nitrite d'ammoniaque. (*Revue scientifique et industrielle de Quesneville*, t. VIII.)

— 1847. Sur la déshydratation du sulfate de chaux. (*Comptes rendus*, t. XXIV.)

— 1848. Recherches chimiques et physiques sur le phénomène de la respiration dans les diverses classes d'animaux. En collaboration avec MM. V. Regnault et J. Reiset. (*Id.*, t. XXVI.)

— 1848. De la présence normale de plusieurs métaux dans le sang de l'homme et de l'analyse des sels fixes contenus dans ce liquide. (*Id.*, t. XXVI, et *Annales de chimie et de physique*, t. XXIII.)

— 1848. Mémoire sur le dosage de l'urée. (*Id.*, t. XXVI, et *Journal de pharmacie et de chimie*, t. XVI.)

— 1848. Note sur la présence de l'urée dans l'humeur vitrée de l'œil. (*Id.*, t. XXVI, et *Journal de pharmacie et de chimie*, t. XIV.)

— 1849. De la proportion d'eau et de ligneux contenue dans le blé et dans ses principaux produits. (*Id.*, t. XXVIII, et *Annales de chimie et de physique*, t. XXVI.)

— 1849. Sur un réactif propre aux composés protéiques. (*Id.*, t. XXVIII, et *Annales de chimie et de physique*, t. XXIX.)

— 1849. Note sur l'acide hypochloreux et sur les chlorures de soufre. (*Id.*, t. XXVIII, et *Annales de chimie et de physique*, t. XXIX.)

— 1849. Sur la composition du blé ; remarques adressées à l'Académie des sciences, à l'occasion d'une communication de M. Péligot. (*Comptes rendus*, t. XXVIII.)

— 1849. Études de chimie organique faites en vue des applications physiologiques et médicales ; faits relatifs à la nutrition. (*Id.*, t. XXIX, et *Mémoires de la Société des sciences, de l'agriculture et des arts de Lille*, 1849, tiré à part.)

— 1849. Analyse élémentaire du chyle et du sang. (*Comptes rendus*, t. XXIX.)

— 1850. Sur l'hydratation des blés de la récolte de 1850. (*Id.*, t. XXXI.)

— 1851. De la liberté du commerce de la boucherie. *Paris, Guillaumin*, 1851, in-8.

— 1854. Recherches sur le gluten du blé. (*Comptes rendus*, t. XXXVIII.)

— 1854. De la composition des blés. (*Id.*, t. XXXVIII.)

— 1854. De la classification des blés. (*Id.*, t. XXXVIII.)

— 1854. Des phénomènes qui se produisent au contact de l'eau et du blé et de leurs conséquences industrielles. (*Id.*, t. XXXVIII.)

— 1854. Influence du lavage des blés sur les qualités du son, de la farine et du pain. (*Id.*, t. XXXVIII.)

— 1855. Mémoire sur la décortication du blé. (*Id.*, t. XL.)

— 1856. Note sur une eau minérale du Frais-Vallon, près d'Alger, et sur l'emploi des eaux minérales de l'Algérie. (*Journal de pharmacie et de chimie*, t. XXIX.)

— 1856. Sur la nature des parfums et sur quelques fleurs cultivées en Algérie. (*Comptes rendus*, t. XLIII, et *Journal de pharmacie et de chimie*, t. XXX.)

— 1856. Des vins d'Espagne consommés en Algérie. (*Gazette médicale de l'Algérie*, 1856.)

— 1858. Analyse des eaux de Mouzaïa-les-Mines près Médéah. (*Gazette médicale de l'Algérie*, 1858.)

— 1860. De la production et du commerce des sangsues en Algérie. (Brochure in-8 de 14 pages. Imprimerie du Gouvernement à Alger.)

— 1860. Préparation du sulfocyanhydrate d'ammoniaque. (*Journal de pharmacie et de chimie*, t. XXXVIII.)

— 1860. Combustion du sulfure de carbone par l'air froid. (*Comptes rendus*, t. LI, et *Journal de pharmacie et de chimie*, t. XXXVIII.)

— 1860. Propriétés nouvelles du charbon de bois. (*Id.*, t. LI, et *Journal de pharmacie et de chimie*, t. XXXVIII.)

— 1860. Mémoire sur la nitrification en Algérie. (*Id.*, t. LI, et *Journal de pharmacie et de chimie*, t. XXXVIII.)

— 1860. Théorie chimique de la nitrification. (*Id.*, t. LI, et *Journal de pharmacie et de chimie*, t. XXXVIII.)

— 1860. Note sur la nitrification en réponse à des remarques de M. Hervé Mangon. (*Moniteur scientifique de Quesneville*, 1860.)

— 1861. Acide prussique et métamorphose paracyanique. (*Id.*, t. LIII, et *Journal de pharmacie et de chimie*, t. XLI.)

— 1862. Direction particulière des effets de l'affinité. (*Id.*, t. LV, et *Journal de pharmacie et de chimie*, t. XLII.)

— 1862. Variations observées dans l'hydratation du sulfate de quinine. En collaboration avec Commaille. (*Journal de pharmacie et de chimie*, t. XLII, et *Moniteur scientifique*, 1862.)

— 1862. Essai de l'étain employé aux usages économiques et domestiques. En collaboration avec Morin. (*Id.*, t. XLII, et *Moniteur scientifique*, 1862.)

— 1863. Recherches sur l'action réciproque des proto-sels de cuivre et des sels d'argent. En collaboration avec Commaille. (*Comptes rendus*, t. LVI, et *Journal de pharmacie et de chimie*, t. XLIII.)

— 1863. Faits nouveaux sur les métamorphoses alcooliques. (*Comptes rendus*, t. LVIII.)

— 1863. Purification du cuivre. En collaboration avec Commaille. (*Id.*, t. LVI.)

— 1863. Sur le dosage et sur l'équivalent du cuivre. En collaboration avec Commaille. (*Id.*, t. LVII, et *Annales de chimie et de physique*, 4e série, t. III.)

— 1864. Remarques à l'occasion d'une note de M. Duclaux sur la fermentation alcoolique. (*Comptes rendus*, t. LXI.)

— 1864. Production, vente et qualité du lait d'Alger. (*Akhbar*, journal de l'Algérie, 12 février 1864.)

— 1864. De la nitrification en Algérie. (*Comptes rendus*, t. LIX.)

— 1864. Nouvelle substance albuminoïde contenue dans le lait. En collaboration avec Commaille. (*Id.*, t. LIX, et *Moniteur scientifique*, 1864.)

— 1864. Sur l'analyse du lait. En collaboration avec Commaille. (*Id.*, t. LIX, et *Moniteur scientifique*, 1864.)

— 1864. Sur un nouveau moyen de détruire les matières organiques et d'en isoler la partie minérale. (*Id.*, t. LIX, et *Journal de pharmacie et de chimie*, t. XLVI.)

— 1865. De l'affinité de la caséine pour les acides et des composés qui en résultent. En collaboration avec Commaille. (*Id.*, t. LX, et *Moniteur scientifique*, 1865.)

— 1865. De l'affinité de la caséine pour les bases. En collaboration avec Commaille. (*Id.*, t. LXI, et *Moniteur scientifique*, 1865.)

MÉMOIRES INÉDITS DE MILLON.

— Sur un ciment vulcanisé au coaltar, en collaboration avec M. Farre (1855).

— Problème économique et agricole de l'Algérie : 1° situation; 2° productions et forces vives de l'Algérie; 3° ce qu'il faut faire en Algérie (1862).

— Mémoires sur la fermentation (1863).

— Extractions des sels contenus dans les eaux de Bourbonne-les-Bains, au point de vue thérapeutique (1866).

Ces quatre mémoires se trouvent *in extenso* dans l'ouvrage suivant publié en 1870 par des amis et des élèves de Millon parmi lesquels il convient de citer Commaille, Nicklès et MM. Coulier, Hœfer, Jules Lefort, et Jules Reiset :

E. MILLON, sa vie, ses travaux de chimie et ses études économiques et agricoles sur l'Algérie. *Paris, Baillière*, 1870.

MILLOT (D.), ancien professeur aux hôpitaux militaires d'instruction, pharmacien-major en Algérie en 1845.
Monographie du camphre. *Strasbourg,* 1837.

Ce travail a été rapporté en partie dans le *Traité de matière médicale* de Dieu.

MONSEL (Léon), né à Saint-Ciers (Gironde) en 1816, décédé à Nancy en 1877, pharmacien-major de première classe.
On doit à Monsel la découverte des propriétés hémostatiques des sels de peroxyde de fer (1852).

— Nouveau persulfate de fer. (*Journal de pharm. et chimie*, 3e série, t. XXXII.)

— Recherches analytiques sur l'eau acidulo-saline gazeuse de Rome (acqua-acetosa). (*Mém. de méd. et ph. mil.*, 2e série, t. XIV.)

— Propriété hémostatique du sulfate de peroxyde de fer. (*Id.*, t. XVII, et *Journal de pharm. et chimie,* 3e série, t. XXXVI.)

— Sur l'émulsionnement des corps gras par les carbonates alcalins. En collaboration avec M. Jeannel. (*Moniteur scientifique de Quesneville,* 1848.)

MORELOT (Simon), avant d'être attaché au service de santé des armées, avait professé l'histoire naturelle au Collège de pharmacie de Paris. Il fit, en qualité de pharmacien principal, les campagnes du Rhin, d'Allemagne et d'Espagne. Il mourut en 1809 à Girone en Catalogne, pharmacien en chef du VIIe corps de la grande armée. Il était né à Beaune en 1751.

— Nouvelles observations sur la feuillaison et l'effeuillaison, avec l'indication des signes qui annoncent la pleine vigueur des feuilles des végétaux et le moment où l'on doit les récolter pour les usages pharmaceutiques et économiques. (*Journal de la Société des pharmaciens de Paris*, et *Journal de physique*, 1799.)

— Cours élémentaire d'Histoire naturelle pharmaceutique. *Paris, Giguet*, 1800, 2 vol. in-8.

— Cours élémentaire théorique et pratique de pharmacie chimique. *Paris, Léger*, 1803, 3 vol. in-8; 2e édit., augmentée par F.-V. Mérat, *Paris*, 1814, 3 vol.

— Dictionnaire des drogues de Lemery, revu par Morelot. *Paris, Rémont*, 1807.

MORIN (Louis-César), né à Gergy (Saône-et-Loire) en 1833, mort du choléra à Biskra en 1867, pharmacien aide-major de première classe.

— Analyse d'une eau minérale de la Boudzaréah. (*Mém. de méd. et ph. mil.*, 3e série, t. V.)

— Essai de l'étain employé aux usages économiques et domestiques, en commun avec Millon. (*Jour. de pharm. et chim.*, 3e série, t. XLII.)

— Sur l'essai des eaux en campagne. (*Mém. de méd. et ph. mil.*, 3e série, t. IX.)

— Note sur l'*haddah*, atractylis gummifera de Linné. (*Id.*, t. XVI.)

— Eau thermale sulfureuse des environs de Biskra. (*Id.*, t. XVI.)

— Sur la composition chimique et la valeur alimentaire de la datte. (*Id.*, t. XIX.)

MUSCULUS (Frédéric-Alphonse), ancien pharmacien-major de deuxième classe, né à Soultz-sous-Forêt en 1829, a quitté la pharmacie militaire en 1881, après vingt années de services.

— Nouvelles recherches sur les taches de sang, en commun avec Choulette. (*Répertoire de pharm.*, t. XIV.)

— Remarques sur la transformation de l'amidon en glucose et dextrine. (*Mém. de méd. et ph. mil.*, 3e série, t. IV, et *Comptes rendus de l'Ac. des sc.*, t. L.)

— Nouvelle note sur la transformation de l'amidon en glucose et dextrine. (*Id.*, t. VIII, et *Comptes rendus*, t. LIV.)

— Des modifications de la cohésion moléculaire de l'eau. (*Id.*, t. X, et *Comptes rendus*, t. LVII.)

— Des phénomènes capillaires appliqués à la détermination de la richesse alcoolique des vins et de la force de l'acide acétique. (*Id.*, t. XIII.)

— De la dextrine. (*Id.*, t. XIV, et *Annales de chim. et phys.*, 4e série, t. VI.)

— Des hydrates stanniques. (*Id.*, t. XX, et *Annales*, t. XIII.)

— Sur la constitution chimique de la matière amylacée. (*Mém. de méd. et ph. mil.*, t. XXIII, et *Compt. rendus*, t. LXVIII.)

— Sur la dextrine insoluble dans l'eau. (*Id.*, t. XXIV, et *Compt. rendus*, t. LXX.)

— Sur l'amidon soluble. (*An. de ch. et ph.*, 5e série, t. II.)

— Sur le ferment de l'urée. (*Journ. de pharm. et chim.*, 4e série, t. XXIII.)

Les « *Comptes rendus de l'Académie des sciences* » de 1872 à 1882 contiennent encore quelques travaux de M. Musculus sur l'amidon, sur ses propriétés physiques et ses transformations chimiques.

NESTLER (Christian-Godefroy), un des botanistes dont s'honore l'Alsace, a suivi les armées de l'Empire en qualité de pharmacien militaire, recueillant pendant ses campagnes des notes et des observations qu'il utilisa plus tard dans la chaire de botanique de la Faculté de médecine de Strasbourg (1818-1832).

— Précis d'un voyage botanique fait aux sources du Rhin, précédé de quelques réflexions sur l'utilité des voyages pour les naturalistes, par Nestler, Villars et Lauth. *Strasbourg*, 1812, in-8.

— *Stirpes cryptogamæ Vogeso-Rhenanæ ;* quas in Rheni superioris inferiorisque, necnon Vogesorum præfecturis, collegerunt J.-B. Mougeot et C. Nestler, 1834.

Nestler a fourni à de Candolle et à Gmelin, avec lesquels il était en correspondance suivie, de précieux matériaux pour la *Flore française* et pour *Flora badensis alsatica*.

Il a laissé de nombreuses notes manuscrites que Kirschleger nous a conservées en partie dans sa *Flore d'Alsace*.

NOVARIO (F.-M.-M.), décédé en 1840 pharmacien-major, professeur à l'hôpital d'instruction de Metz.

— Nouveaux éléments de chimie à l'usage des étudiants en médecine et des élèves en pharmacie. *Paris, Méquignon*, 1823, in-8.

PALANQUE (Jules-Victor-Antoine), né à Mauvezin (Gers) en 1829, décédé pharmacien-major de deuxième classe à Constantine en 1868.

— Eaux du puits et de la Seguia d'El-Méridj. (*Mém. de méd. et ph. mil.*, 3ᵉ série, t. XVIII.)

PALLAS (Emmanuel), pharmacien sous-aide à l'hôpital d'instruction de Lille en 1818, a quitté la pharmacie pour la médecine en 1826 : il est mort médecin en chef de l'hôpital de Saint-Omer.

— Quelques recherches chimiques sur la racine du *Bunium bulbocastanum*, en commun avec Judas. (*Mém. de méd. et pharm. mil.*, 1ʳᵉ série, t. V.)
— Analyse de l'eau minérale de la citadelle de Lille. (*Id.*, t. V.)
— Analyse des eaux et boues thermales de Saint-Amand. (*Id.*, t. VI.)
— Observation sur un ver solitaire rendu par un enfant de quatre ans et demi. (*Id.*, t. XVII.)
— Mémoire sur l'empoisonnement par les cantharides, et sur les effets de l'huile employée comme contre-poison. (*Id.*, t. XVII.)
— Observations sur la reproduction des sangsues qui ont opéré plusieurs succions. (*Id.*, t. XX.)
— Analyse chimique des feuilles et des écorces d'olivier. (*Id.*, t. XXIII.)
— Analyse de la racine d'*Aconitum Lycoctonum*. (*Journal de chimie médicale*, 1825.)
— Expériences chimiques sur le sang veineux et le sang des capillaires. (*Id.*, t. IV.)
— Observation sur la mannite et sur le principe cristallin de l'olivier. (*Id.*, t. IV.)

— Recherches chimiques et médicales sur l'olivier d'Europe. (*Mém. de méd. et ph. mil.*, 1ʳᵉ série, t. XXVI.)

— Recherches chimiques sur le maïs, devant contribuer aux progrès de la fabrication des sucres indigènes. (*Id.*, t. XXXVIII.)

— Expériences sur quelques plantes textiles du nord de l'Afrique, susceptibles d'être employées à la fabrication du papier. (*Id.*, t. LII, et *Comptes rendus de l'Ac. des sc.*)

— Nouvelles recherches sur le maïs. (*Id.*, t. LII.)

— De l'influence des feuilles dans la fécondation des végétaux en général et dans celle du maïs en particulier. (*Id.*, t. LV et LVI.)

— Nouvelles expériences sur le maïs, comme plante saccharifère. (*Id.*, 2ᵉ série, t. II, et *Compt. rendus.*)

— Recherches historiques, chimiques, agricoles et industrielles sur le maïs, suivies de l'art de fabriquer le sucre et le papier de cette tige. *Saint-Omer*, 1837, in-8.)

PARADIS (Pierre-Gabriel), pharmacien-major de première classe, retraité en 1882.

— Expériences sur l'absorption des principes minéralisateurs de l'eau de Bourbonne. (*Mém. de méd. et ph. mil.*, 3ᵉ série, t. XI.)

PARMENTIER (Antoine-Augustin) est né à Montdidier en 1737. Il obtint une place d'apothicaire aide-major à l'armée de Hanovre (1757-1763) et s'y fit remarquer de Bayen et de Chamousset de qui « il apprenait deux choses également ignorées de ceux pour qui ce serait le plus un devoir de les connaître : l'étendue, la variété des misères auxquelles il serait encore possible de soustraire les peuples si l'on s'occupait plus sérieusement de leur bien-être, et le nombre et la puissance des ressources que la nature offrirait contre tant de fléaux, si l'on voulait en répandre et en encourager l'étude (Cuvier). » A la paix de 1763, il fut rappelé à Paris et reçut, après concours, le brevet d'apothicaire-major des Invalides (1771). C'est vers cette époque que commence la carrière scientifique de Parmentier : il la poursuivra sans interruption pendant plus de quarante ans, encourageant toutes les découvertes utiles et cherchant à les rendre profitables à tous. Ses relations personnelles avec Louis XVI le rendirent un instant suspect à la mort de ce prince : dans ce moment d'affolement général, cet homme, qui a porté si loin l'amour du peuple, eut même à essuyer plus d'un affront populaire ; mais, par un juste retour, la Convention lui décernait, à quelque temps de là, une couronne civique et lui confiait, en qualité de pharmacien inspecteur, membre du Conseil de Santé, la réorganisation de la pharmacie militaire sur des bases nouvelles et la surveillance générale des approvisionnements de nos armées.

Parmentier appartenait à l'Institut dès sa création (1795) ; il a été l'un des membres les plus actifs de la Société d'agriculture et l'un des fondateurs de la Société d'encouragement pour l'industrie nationale (1801). Il est mort en 1813 et a été inhumé au cimetière du Père-Lachaise, où sa modeste tombe est encore entretenue par les soins de la ville de Paris.

Liste chronologique des publications de Parmentier :

— 1772. Récréations physiques, économiques et chimiques de Model, traduites de l'allemand par A. A. Parmentier. *Paris, Barrois* aîné, 1772.

— 1772. Mémoire qui a remporté le prix de l'Académie de Besançon sur cette question : Indiquer les végétaux qui pourraient suppléer, en temps de disette, à ceux qu'on emploie communément à la nourriture des hommes, et quelle en devrait être la préparation. *Paris*, 1772, in-12.

— 1773. Examen chimique des pommes de terre, dans lequel on traite des parties constituantes du bled. *Paris, Didot,* 1773, in-12.

— 1774. Ouvrage économique sur les pommes de terre, le froment et le riz. 1774, in-12.

— 1774. Examen chimique des champignons. (*Jour. de physique,* t. III.)

— 1774. Lettre sur l'ergot. (*Id.,* t. IV.)

— 1774. Observations sur les prétendus effets des fleurs d'aubépine. (*Id.,* t. IX.)

— 1776. Examen de l'analyse du bled. *Paris, Manory,* 1776, in-8.

— 1777. Traité complet sur la fabrication et le commerce du pain. *Paris, de l'imprimerie royale,* 1777, in-8.

— 1777. Avis aux bonnes ménagères des villes et des campagnes, sur la meilleure manière de faire leur pain. *Paris*, 1777, 1782 et 1794, in-12.

— 1778. Observations sur les fosses d'aisances, et moyen de prévenir les inconvénients de leur vidange (avec Cadet de Vaux). *Paris*, 1778, in-8.

— 1779. Manière de faire le pain de pomme de terre sans mélange de farine. *Paris, de l'imp. roy.*, 1779, in-8.

— 1780. Jugement impartial et sério-comi-critique d'un manant cultivateur et bailli de son village, sur le pain de pomme de terre pur de MM. Cadet et Parmentier, avec un avant-propos de son greffier. *Berne (Paris)*, 1780, in-8.

— 1780. Traité de la châtaigne. *Bastia et Paris, Manory*, 1780, 2 vol. in-8.

— 1781. Recherches sur les végétaux nourrissants qui, dans tous les temps de disette, peuvent remplacer les aliments ordinaires. *Paris, de l'impr. roy.*, 1781, in-8.

Cet ouvrage est une refonte importante du Mémoire couronné, en 1772, par l'Académie de Besançon : il contient, sur le changement de l'amidon en sucre, des vues que le temps a justifiées.

— 1781. Les pommes de terre considérées relativement à la santé et à l'économie ; ouvrage dans lequel on traite aussi du froment et du riz. *Paris, Nyon*, 1781, in-12.

— 1783. Moyen proposé pour perfectionner promptement dans le royaume la meunerie et la boulangerie. *Paris, Barrois*, 1783, in-12.

— 1784. Avis aux habitants des villes et des campagnes de la province du Languedoc, sur la manière de traiter leurs grains et d'en faire du pain. *Paris*, 1784, in-4, imprimé par ordre des États du Languedoc.

— 1784. Méthode facile de conserver à peu de frais les grains et les farines. *Londres et Paris, Barrois*, 1784, in-8.

— 1784. Recueil de pièces concernant les exhumations faites dans l'enceinte de l'église Saint-Éloi de Dunkerque en 1784 (avec Cadet de Vaux). *Paris*, 1784, in-8.

— 1784. Observations et réflexions sur l'analyse des eaux minérales. (*Journal de Dehorne*, t. III.)

— 1785. Instruction sur les moyens de suppléer à la disette des fourrages et d'augmenter la subsistance des bestiaux. *Paris*, 1785, in-8.

— 1785. Instruction sur les moyens de rendre le bled moucheté propre au commerce et à la fabrication du pain. *Paris, de l'imp. roy.*, 1785, in-12.

— 1785. Mémoire sur les avantages du commerce des grains et des farines. *Paris*, 1785, in-8.

— 1787. Mémoire sur les avantages que la province du Languedoc peut retirer de ses grains. *Paris, Didot*, 1787, in-4.

— 1787. Instruction sur la conservation et les usages de la pomme de terre, publiée par ordre du gouvernement. *Paris, de l'impr. roy.*, 1787, in-12.

— 1787. Dissertation sur la nature des eaux de la Seine, avec quelques observations relatives aux propriétés physiques et économiques de l'eau en général. *Paris, Buisson*, 1787, in-8, et *Jour. de physique*, t. V.

— 1788. Avis aux cultivateurs dont les récoltes ont été ravagées par la grêle du 13 juillet 1788. Rédigé par la Société d'agriculture et publié par ordre du roi. *Paris, de l'impr. roy.*, 1788, in-8 de 16 p.

Cette instruction, rédigée par Parmentier et Thouin, indique les moyens de tirer le meilleur parti des productions endommagées.

— 1789. Traité sur la culture et les usages des pommes de terre, de la patate et du topinambour, imprimé par ordre du roi. *Paris, de l'imp. roy.*, 1789.

— 1789. Mémoire sur les avantages que le royaume peut retirer de ses grains, avec un Mémoire sur la nouvelle manière de construire les moulins à farine par Dransy, couronné par l'Académie des sciences. *Paris, Barrois*, 1789, in-4.

— 1790. Mémoire sur les semailles. *Paris*, 1790, in-8.

— 1790. Économie rurale et domestique. *Paris*, 1790, 8 vol. in-18.

— 1791. Mémoire sur la nature et la manière d'agir des engrais. (*Annales de chimie*, t. XI.)

— 1791. Déterminer, d'après les découvertes modernes chimiques et par des expériences exactes, quelle est la nature des altérations que le sang éprouve dans les maladies inflammatoires, les maladies fébriles, putrides et dans le scorbut (avec Deyeux). *Paris*, 1791, in-4, et *Journ. de physiq.*, t. XLIV.)

— 1792. Rapport sur la colle des os proposée par M. Granet. En commun avec Pelletier. (*Annales de chim.*, t. XIII.)

— 1793. Analyse de la noix de galle et de l'acide gallique. En commun avec Deyeux. (*Id.*, t. XVII.)

— 1793. Examen comparatif du lait de deux vaches nourries avec deux sortes de fourrages. En commun avec Deyeux. (*Id.*, t. XVII.)

— 1795. Avis sur la préparation et la forme à donner au biscuit de mer. *Paris*, 1795, in-8.

— 1797. Rapport sur le pain des troupes lu à l'Institut le 21 brumaire an V. (*Mém. de méd. et ph. mil.*, 2⁰ série, t. XVIII.)

— 1797. Culture et propriétés des pommes de terre. (*Annales de chimie*, t. XXIII.)

— 1798. Mémoire sur les différences que présente le lait d'une même traite divisée en plusieurs parties, lu le 6 fructidor an VI. (*Mém. de l'Ac. des sc.*, 1ʳᵉ série, t. IV.)

— 1798. Manière de recueillir les mouches cantharides. (*Jour. de la Soc. des pharm. de Paris.*)

— 1799. Précis d'expériences et observations sur les différentes espèces de lait, considérées dans leurs rapports avec la chimie, la médecine et l'économie rurale (avec Deyeux). *Strasbourg, Levrault*, an VII, in-8.

Un travail moins complet a été imprimé à Paris, en 1791, sous le titre suivant :

— Mémoire qui a remporté le premier prix sur la question : Déterminer par l'examen comparé des propriétés physiques et chimiques, la nature des laits de femme, de vache, de chèvre, d'ânesse, de brebis et de jument (avec Deyeux). *Paris*, 1791, in-4. (*Annales de chimie*, t. VI, et *Jour. de physique*, t. XXXVII.)

« L'analyse du lait, par Parmentier et Deyeux, a donné des procédés sûrs pour imiter partout toutes les sortes de fromage et pour rendre le beurre plus agréable et plus facile à conserver. » (Cuvier, *Hist. des progrès des sciences.*)

— 1800. Réflexions sur l'oxygène considéré comme médicament. (*Annales de chimie*, t. XXXIII.)

— 1800. Réflexions sur les vins médicinaux. (*Id.*, t. XXXV.)

— 1801. Observations sur plusieurs préparations pharmaceutiques. (*Id.*, t. XXXVII.)

— 1801. Observations sur les cantharides et sur les vésicatoires. (*Id.*, t. XXXVII.)

— 1801. Nouvelles réflexions sur les vins médicinaux. (*Id.*, t. XXXIX.)

— 1801. Traité théorique et pratique sur la culture de la vigne, avec l'art de faire le vin, les eaux-de-vie, esprits-de-vin, vinaigres simples et composés par MM. CHAPTAL, ROZIER, PARMENTIER et DUSSIEUX. *Paris, Delalain*, an IX, 2 vol. in-8, avec 21 planches.

— 1801. L'art de faire les eaux-de-vie de vin, de lie, de marc, de cidre, de grains, etc., suivi de l'art de faire les vinaigres de vin, de bière, de cidre, de lait, de malt, etc. *Paris, Delalain,* an X, in-8. Autre édition, *Paris, Méquignon,* 1818.

— 1801. Remarques sur la clarification. (*Annales de chimie,* t. XXXIX.)

— 1801. Sur les teintures alcooliques médicinales. (*Id.,* t. XL.)

— 1802. Observations sur le sucre de betterave. (*Id.,* t. XLII.)

— 1802. Considérations générales sur les extraits des végétaux. (*Id.,* t. XLIII.)

— 1802. Rapport au ministre de l'intérieur par le comité général de bienfaisance, sur la substitution de l'orge mondé au riz, avec des observations sur les soupes aux légumes. (*Paris, Marchant,* au X, in-8 et *Annales de chimie,* t. XL.)

— 1803. Notice sur la composition et l'usage du chocolat. (*An. de ch.,* t. XLV.)

— 1804. Sur les plumes et le duvet des oiseaux domestiques. (*Id.,* t. LI.)

— 1804. Expériences et observations sur le collage et la clarification des vins. (*Id.,* t. LI.)

— 1804. Mémoire sur le commerce des œufs de poule et sur leur conservation, lu le 10 floréal an XII. (*Mém. de l'Ac. des sc.,* 1re série, t. VII.)

— 1804. Rapports au ministre de l'intérieur sur les soupes de légumes, dites *à la Rumford,* et sur la substitution de l'orge mondé au riz. *Paris,* 1804, in-8.

— 1805. Du plâtre considéré comme engrais des terres et des prairies artificielles. (*Annales de chimie,* t. LIII.)

— 1805. Examen chimique et pharmaceutique des produits du raisin non fermenté. (*Id.,* t. LIII.)

— 1805. Note sur un vernis. (*Id.,* t. LVI.)

— 1806. Sur les eaux-de-vie considérées comme boisson à l'usage des troupes. (*Id.,* t. LIX.)

— 1807. Observations sur les fumigations guytoniennes. (*Id.,* t. LXIV.)

— 1808. Réflexions sur l'espèce de mousse proposée comme substitut de la laine dans la confection des lits. (*Id.,* t. LXV.)

— 1808. Mémoire sur la conserve de raisin et son application à la cuve en fermentation. (*Id.,* t. LXVII et LXXIV.)

— 1809. Des propriétés spécifiques des sirops et conserves de raisin. (*Id.*, t. LXX.)

— 1809. Notice sur la saturation du moût de raisin. (*Bulletin de pharmacie*, t. I.)

— 1809. Des différents procédés adoptés pour dessécher les raisins. (*Id.*, t. I.)

— 1809. Des hydromels. (*Id.*, t. I.)

— 1809. Instruction sur les champignons adoptée par le conseil de salubrité. (*Id.*, t. I.)

— 1809. Observations sur les vins considérés relativement à la manière de les gouverner dans les tonneaux et en bouteilles. (*Id.*, t. I.)

— 1809. Des accidents et des maladies qui surviennent aux vins après avoir achevé leur fermentation. (*Id.*, t. I.)

— 1809. Des différents moyens de conserver les viandes. (*Id.*, t. I.)

— 1809. Expériences et observations sur les truffes comestibles. (*Id.*, t. I.)

— 1810. Mémoire sur les effets de la matière sucrante. (*An. de chimie*, t. LXXV.)

— 1810. Considérations sur les différents moyens de muter le jus de raisin au sortir du pressoir. (*Id.*, t. LXXVI.)

— 1810. Réflexions générales sur l'eau considérée relativement à ses propriétés économiques. (*Bul. de ph.*, t. II.)

— 1810. Observations sur la pulvérisation. (*Id.*, t. II.)

— 1810. Traité sur l'art de fabriquer les sirops et conserves de raisins. 3ᵉ édit. *Paris, Méquignon*, 1810, in-8.

La 1ʳᵉ édit. a été imprimée sous ce titre : Instruction sur les moyens de suppléer le sucre dans les principaux usages qu'on en fait pour la médecine et l'économie domestique. *Paris, Méquignon*, 1808, in-8 et *An. de chimie*, t. LXVIII.

La seconde sous celui-ci : Instruction sur les sirops et les conserves de raisins, destinés à remplacer le sucre dans les principaux usages de l'économie domestique. *Paris, Méquignon*, 1809, in-8.

— 1811. Procédé pour extraire le sucre liquide des coings. (*Bul. de pharmacie*, t. III.)

— 1811. Observations sur le mutisme au moyen du sulfite de chaux. (*Id.*, t. III.)

— 1811. Code pharmaceutique à l'usage des hospices civils, des secours à domicile et des prisons, 4ᵉ édit. *Paris, Méquignon*, 1811.

La première édition est de 1802.

— 1812. Le maïs ou blé de Turquie, apprécié sous tous les rapports ; nouvelle édition publiée par ordre du gouvernement. *Paris, de l'imp. imp.*, 1812, in-8, et *An. de chimie*, t. LXXXV.

La première édition a paru sous ce titre :

— Mémoire sur cette question : Quel serait le meilleur procédé pour conserver, le plus longtemps possible, le maïs ou blé de Turquie. Augmenté de tout ce qui regarde l'histoire naturelle et la culture de ce grain. *Bordeaux, Pallandre*, 1785, in-4.

Mémoire couronné par l'Académie de Bordeaux.

— 1812. Instruction pratique sur la composition, la préparation et l'emploi des soupes aux légumes, dites « à la Rumford ». *Paris, Méquignon*, 1812, in-8 de 48 p.

— 1812. Formulaire pharmaceutique à l'usage des hôpitaux militaires de la France, 3ᵉ édition. *Paris*, 1812.

La première édition est de 1793 ; la deuxième de 1797.

— 1812. Aperçu des résultats obtenus de la fabrication des sirops et des conserves de raisins dans le cours des années 1810 et 1811, pour servir de suite au Traité publié sur cette matière ; avec une Notice historique et chronologique du corps sucrant. Imprimé et publié par ordre du gouvernement. *Paris, de l'imp. imp.*, 1812, in-8 et *Annales de chimie*, tomes LXXX et LXXXII.

— 1813. Nouvel aperçu des résultats obtenus de la fabrication des sirops et conserves de raisins dans le cours de l'année 1812, etc., imprimé et publié par ordre du gouvernement. *Paris, de l'imp. imp.*, 1813, in-8 et *An. de chimie*, tomes LXXXVII et LXXXVIII.

Parmentier a collaboré aux ouvrages suivants :

— Chimie hydraulique de Lagaraye, édition de 1775. — *Paris, Didot*, in-12.

— Théâtre d'agriculture d'Olivier de Serres, édition publiée par la Société d'agriculture. *Paris, Huzard*, 1804, 2 vol. in-8.

— Cours d'agriculture de l'abbé Rozier. *Paris*, 1781-1805. 12 vol.

Il a écrit de nombreux articles pour la *Bibliothèque physico-économique* (1782-1798) ; pour les *Mémoires de la Société d'agriculture* ; le *Bulletin de la Société phi-*

lomatique ; la *Feuille du cultivateur ;* le *Nouveau dictionnaire des histoires natu-relles ;* la *Statistique de la France,* publiée par Herbin.

BIOGRAPHIES A CONSULTER :

— Notices sur la vie et les ouvrages de quelques hommes, précé-dées d'un rapport sur les travaux de Parmentier, par de Silvestre. *Paris,* 1793.

— Éloge historique de A.-A. Parmentier, par Cuvier.

— De la vie et des ouvrages de Parmentier, par Virey. *Paris,* 1814.

— Éloge de Parmentier, membre de l'Institut, par Ch. L. Cadet-Gassicourt. *Paris,* 1814.

— Vie de Parmentier, par Mutel. *Paris,* 1819.

— Éloge de Parmentier, par Miquel. *Paris,* 1822.

— Éloge de Parmentier, par Grognier. *Paris,* 1823.

— Notice historique sur Parmentier, par Mouchon. *Lyon,* 1843.

— Éloges par Laubert (*Mém. de méd. et ph. milit.,* 1817.) ; Grellois (*Id.,* 1861) ; Bégin (*Mém. de l'Ac. de Metz,* 1841).

PASSABOSC (Paul-Auguste), pharmacien aide-major de pre-mière classe, démissionnaire en 1877.

— Recherches sur l'absorption cutanée des principes minéraux contenus dans l'eau thermale de Bourbonne. Dosage des chlorures trouvés dans les urines des malades avant et après le bain. (*Mém. de méd. et ph. milit.,* 3e sér., t. XXIX.)

PAYSSÉ, pharmacien en chef de l'hôpital militaire de Maës-tricht en 1798, membre de la Société de pharmacie, fut employé quelques années aux mines d'Idria pendant l'occupation fran-çaise (1809-1814).

— Observations sur le colchique d'automne. (*Jour. de la Soc. des pharm. de Paris,* 1797.)

— Lettre à Parmentier sur une expérience relative au galvanisme. (*Id.,* 1799.)

— Procédé pour décolorer la cire jaune par l'action du feu et manière d'en préparer un cérat très blanc. (*Id.,* 1798.)

— Observations sur les urines des quadrupèdes herbivores et sur l'acide benzoïque. (*Id.*, 1799.)

— Expériences et observations sur la préparation de l'acétate de plomb liquide. (*Id.*, 1799.)

— Note sur le brouillard qui a eu lieu à Maëstricht le 14 nivôse an VIII. (*Annales de chimie*, t. XXXIII.)

— Analyse des eaux minérales de Tongres. (*Id.*, t. XXXVI.)

— Observations sur la baryte et la strontiane. (*Id.*, t. XXXIX.)

— Préparation d'un lut propre à toutes les préparations de chimie où il est nécessaire d'en employer. (*Id.*, t. XLV.)

— Note sur un phénomène chimique particulier. (*Id.*, t. XLVII.)

— Sur quelques procédés hollandais relatifs aux sciences et aux arts. (*Id.*, t. LI.)

— Mémoire sur la préparation en grand de quelques oxydes de mercure. (*Id.*, t. LII.)

— Réflexions relatives à la fabrication de l'oxyde rouge de mercure par l'acide nitrique. (*Id.*, t. LIV.)

— Mémoire sur le café. (*Id.*, t. LIX.)

— Note sur le sirop de la canne du maïs. (*Bulletin de pharm.*, t. IV.)

— Notice statistique sur l'établissement de la mine de mercure d'Hydria en Illyrie. (*Ann. de chimie*, t. XCI.)

PELLETIER (Bertrand), né à Bayonne en 1761, mort à Paris en 1797. Dès son arrivée à Paris, Pelletier sut se faire remarquer de Bayen et de Darcet qui dirigèrent ses premières recherches. Reçu maître en pharmacie à vingt-deux ans, il est mort à trente-six ans, membre de l'Institut. Il a fait partie du Conseil de santé des armées de 1793 à 1796 et a été chargé de l'inspection des hôpitaux militaires des Pays-Bas.

« Pelletier était d'un caractère timide et d'une constitution faible, mais il avait cette activité d'âme si nécessaire dans la recherche des vérités qui sont toujours inaccessibles à ceux qui ont le sentiment froid. » (Lassus, *Éloge de Pelletier.*)

Parmi les ouvrages de Pelletier nous ne citerons que les suivants :

— Sur le phosphore. (*Journal de physique*, 1789-1792.)

— Sur plusieurs propriétés du muriate d'étain. (*Id.*, 1792.)

— Sur les cendres bleues. (*Id.*, 1792.)

— Moyen de distinguer les mines de plomb spathique des sulfates de baryte. (*An. de chimie*, t. IX.)

— Instruction sur l'art de séparer le cuivre du métal des cloches (avec Darcet). *Paris*, an II, in-4.

— Procédé pour dissoudre la gomme élastique dans l'éther sulfurique; mémoire lu le 26 germinal an IV. (*Mém. de l'Ac. des sc.*, 1re série, t. I.)

— Observations sur la strontiane. Mémoire lu le 11 floréal an IV. (*Id.*, 1re série, t. I.)

— Description de divers procédés pour extraire la soude du sel marin. *Paris*, an III, in-4.

— Rapport sur le procédé du citoyen Seguin pour le tannage des cuirs, en commun avec Lelièvre. (*Annales de chimie*, t. XX.)

A consulter : Mémoires et observations de chimie de B. Pelletier, recueillis par Pelletier fils et Sédillot. *Paris*, 1798, 2 vol. in-8.

PÉRÈS, pharmacien au Val-de-Grâce, puis à l'armée d'Italie en 1798.

— Examen de la teinture de Ludovic et nouvelle manière de la préparer. (*Jour. de la Soc. des pharm. de Paris*, 1797.)

— Notice des insectes que le pharmacien peut, dans un cas de nécessité, substituer aux cantharides. (*Id.*, 1797.)

— Réflexion sur la nature du vinaigre radical. (*Id.*, 1797.)

— Procédé pour la préparation du vinaigre radical. (*Id.*, 1798.)

— Note sur les Cloportes. (*Id.*, 1798.)

— Sur l'éther acétique. (*Id.*, 1798.)

— Sur la décarbonisation de l'acide acéteux. (*Id.*, 1798.)

— Observations sur les huiles volatiles. (*Id.*, 1798.)

— De l'action du froid sur l'acide acéteux. (*Journal de physique*, 1799.)

PÉRINET (J. J.), pharmacien principal en 1809, ancien professeur aux hôpitaux de perfectionnement, a été retraité en 1842 pharmacien en chef des Invalides.

— Mémoire sur les moyens de rendre l'eau de mer potable dans le cas de disette d'eau douce en pleine mer, et d'empêcher l'eau douce embarquée de se corrompre dans les navigations de long cours, et principalement sous la chaleur des tropiques. *Paris*, 1834, in-8 de 64 p.

PEYRE (C. F.), pharmacien en chef de l'hôpital militaire de Toulouse en 1821.

— Notice sur quelques plantes indigènes qui croissent en Provence, et qui sont susceptibles de remplacer les substances étrangères correspondantes, et employées exclusivement jusqu'à ce jour. (*Mém. de méd. et ph. mil.*, 1re série, t. IX.)

PIA (Philippe-Nicolas), né à Paris en 1721, a été apothicaire-major de l'hôpital militaire de Strasbourg. Il revint à Paris vers 1770 et fut nommé échevin et administrateur des hôpitaux. Pia est mort dans l'indigence en 1799.

La ville de Paris lui doit l'établissement des premières boîtes-entrepôts pour l'administration des secours aux noyés.

— Analyse du remède de Keiser, en commun avec Cadet (1759).

— Description de la boîte-entrepôt contenant les secours qu'on est dans l'usage d'administrer aux noyés, d'après l'établissement que la ville de Paris a fait en leur faveur. *Paris*, 1775, in-8.

— Détail des succès obtenus par l'établissement en faveur des noyés et notice des machines fumigatoires. (*Journal de physique*, 1776.)

POGGIALE (Antoine-Beaudoin) entrait dans le service de santé de l'armée en 1828 en qualité de pharmacien élève. Après un court séjour en Algérie, il obtint, au concours, la place de professeur de chimie à l'hôpital d'instruction de Lille (1837) et remplit ensuite les mêmes fonctions à l'École du Val-de-Grâce. Il parcourut rapidement tous les degrés hiérarchiques du corps de santé militaire; en 1858, il était pharmacien inspecteur et membre du Conseil de santé des armées.

Poggiale appartenait à l'Académie de médecine depuis 1857 et au Conseil d'hygiène publique et de salubrité du département de la Seine depuis 1860. Il a présidé la Société de pharmacie en 1862 et a reçu en 1865 la croix de Commandeur de la Légion d'honneur. Il est mort à Bellevue près de Paris, le 26 août 1879, âgé de soixante-douze ans.

Poggiale a été le premier à appuyer par des expériences d'une rare précision les grandes vues de Claude Bernard, sur la formation du sucre dans l'économie animale. Ses recherches sur les eaux, notamment sur les eaux de la Seine, peuvent être citées comme des modèles.

On a de lui :

— 1835. Examen chimique de la digitale pourprée, en commun avec Brault. (*Jour. de pharmacie et chimie.*)

— 1835. Observations sur la matière colorante du tournesol. (*Mém. de méd. et ph. mil.*, 1ʳᵉ série, t. XXVII.)

— 1835. Recherches sur le principe actif de la salsepareille. (*Id.*, t. XXXVII.)

— 1836. Mémoire sur les eaux minérales de la Corse. (*Journal de chimie médicale*, 2ᵉ sér., t. II.)

— 1838. Note sur l'ossification de plusieurs muscles; analyse chimique de ces ossifications. (*Mém. de méd. et ph. mil.*, t. XLV.)

— 1839. Relation des accidents causés par la foudre tombée, le 5 septembre 1838, sur la caserne Saint-Maurice, à Lille. (*Id.*, t. XLVI.)

— 1839. Analyse chimique de deux calculs salivaires. (*Id.*, t. XLVII.)

— 1841. Note sur les fonctions de l'eau dans la germination. (*Id.*, t. L.)

— 1843. Mémoire sur la solubilité des sels dans l'eau. (*Id.*, t. LIV et *Comptes rendus de l'Ac. des sc.*, t. XVI.)

— 1844. Deuxième mémoire sur la solubilité des sels dans l'eau. (*Id.*, t. LVI et *Compt. rendus*, t. XVIII.)

— 1845. Note sur l'action du phosphore sur la solution alcoolique de potasse. (*Id.*, t. LVIII et *Compt. rend.*, t. XX.)

— 1845. Mémoire sur les sels haloïdes doubles. (*Id.*, t. LIX et *Compt. rendus*, t. XX.)

— 1846. Sur un nouveau composé de brôme et de bore, l'acide

bromoborique et sur le bromoborate d'ammoniaque. (*Id.*, t. LX et *Compt. rend.*, t. XXII.)

— 1846. Nouvelle combinaison de cyanure de mercure. (*Id.*, 2ᵉ série, t. I et *Comptes rendus*, t. XXIII.)

— 1848. Note sur la composition du sang des animaux nouveaù-nés. (*Mém. de méd. et ph. mil.*, 2° sér., t. V et *Comptes rendus*, t. XXV.)

— 1848. Analyse du sang artériel et du sang veineux dans un cas d'encéphalite, suite d'érysipèle de la tête, en commun avec Marchal de Calvi. (*Comptes rendus*, t. XXVI.)   •

— 1848. Note sur la propriété stupéfiante de l'aldéhyde. (*Id.*, t. XXVI et *Journal de pharmacie*.)

— 1849. Dosage du sucre de lait par la méthode des volumes et détermination de la richesse du lait. (*Id.*, t. XXVIII et *Journal de pharm.*)

Le procédé indiqué par l'auteur est devenu classique.

— 1850. Note sur le dosage du sucre de lait au moyen du saccha-rimètre et détermination de la richesse du lait. (*Mém. de méd. et ph. mil.*, 2ᵉ sér., t. V et *Comptes rendus*, t. XXVIII.)

— 1852. Mémoire sur les eaux minérales de Viterbe. (*Id.*, t. IX et *Jour. de ph. et ch.*, 3ᵉ série, t. XXIII.)

— 1853. Recherches sur les eaux des casernes, des forts et des postes-casernes des fortifications de Paris. (*Id.*, t. XI et *Paris, Baillière*, in-8.)

— 1853. Du pain de munition distribué aux troupes des puissances européennes et de la composition chimique du son. (*Id.*, t. XII et *Jour. ph. et ch.*, t. XXIV.)

— 1854. Analyse de l'eau minérale acidule ferrugineuse d'Orezza. (*Id.*, t. XIII et *Jour. de ph. et ch.*, t. XXIV.)

— 1854. Analyse chimique de l'urine d'un homme atteint de po-lydipsie. (*Id.*, t. XIV.)

— 1855. Origine du sucre dans l'économie animale. (*Id.*, t. XV et *Comptes rendus*, t. XL.)

— 1855. Recherches sur la composition de l'eau de la Seine, à diverses époques de l'année. (*Id.*, t. XVI et *Jour. de ph. et ch.*, t. XXVIII.)

— 1856. Action des alcalis sur le sucre dans l'économie animale. (*Id.*, t. XVII et *Comptes rendus*, t. XLII.)

— 1856. Conservation des substances alimentaires. 1856, gr. in-8, et *Gazett. médicale,* 1856.

— 1856. Rapport inédit. de Parmentier sur le pain des troupes, annoté par M. Poggiale. (*Id.,* t. XVIII et *Jour. ph. et ch.,* t. XXXI.)

— 1856. Recherches sur la composition chimique et les équivalents nutritifs des aliments de l'homme. (*Id.,* t. XVIII et *Comptes rendus,* t. XLIII.)

Par cet important travail, Poggiale a montré que la valeur nutritive d'un aliment n'était pas toujours proportionnelle à sa teneur en azote.

— 1856. Recherches sur la cause d'une coloration accidentelle du pain de munition, dans la Manutention militaire de Paris. (*Jour. de pharm. et ch.,* t. XXX.)

— 1856. Sur le nouveau procédé de panification de M. Mège-Mouriès. (*Id.,* t. XXXI.)

— 1858. Traité d'analyse chimique par la méthode des volumes, comprenant l'analyse des gaz, la chlorométrie, la sulfhydrométrie, l'acidimétrie, l'alcalimétrie, l'analyse des métaux, la sacchari-métrie, etc. *Paris, Baillière,* 1858, 1 vol. in-8.

— 1858. Rapport sur la formation de la matière glycogène dans l'économie animale. *Paris,* 1858, in-8, et *Journ. de phar. et chim.,* t. XXXIV.

— 1858. Analyse des eaux minérales sulfureuses d'Amélie-les-Bains (bains d'Arles). (*Mém. de méd. et ph. mil.,* 2e série, t. XXII, et *Journ. de ph. et ch.,* t. XXXIV.)

— 1859. Analyse des vins plâtrés ; essai de ces vins et dosage de l'acide sulfurique par la méthode des volumes. (*Journ. de pharm.,* t. XXXVI.)

— 1859. Note sur le dosage du sucre de lait et sur les moyens de reconnaître les falsifications du lait. (*Id.,* t. XXXVI et *Comptes rendus,* t. XXXVI.)

— 1859. Note sur la présence dans le lait, à l'état normal, d'un principe albuminoïde déviant à gauche la lumière polarisée, en commun avec M. Doyère. (*Comptes rendus,* t. XXXVI.)

— 1859. Rapport sur les principaux systèmes de chauffage et de ventilation. (*Mém. de méd. et ph. mil.,* 3e série, t. VII, et Paris, 1859, in-8.)

— 1859. Rapport sur l'empoisonnement par le phosphore. *Paris,* 1859, in-8.

— 1860. Rapport sur la fabrication et l'emploi des allumettes chimiques. *Paris*, 1860, in-8, et *Jour. de pharm. et ch.*, t. XXXVII.

— 1860. De l'action des médicaments et des applications des sciences physiques à la médecine. *Paris, Baillière*, 1860, in-8.

Discours prononcé à l'Académie de médecine les 12 et 19 juin 1860.

— 1860. Sur les blés d'Égypte. (*Jour. de pharm. et ch.*, tomes XXXIX et XLI.)

— 1860. Production de la glace par la liquéfaction de l'ammoniaque. (*Id.*, t. XXXIX.)

— 1860. Note sur le ligneux du blé. (*Comptes rendus*, t. XLIX.)

— 1862. Rapport sur diverses communications relatives à la question de la pulvérisation des eaux minérales et médicamenteuses. (*Mém. de méd. et ph. mil.*, 3ᵉ série, t. VII, et *Jour. de pharm. et ch.*, t. XLI.)

— 1862. Analyse de l'eau de la Dhuis. (*Id.*, t. VIII et *Jour. de ph. et ch.*, t. XLI.)

— 1862. Analyse chimique de l'eau du puits artésien de Passy, en commun avec Lambert. (*Id.*, t. VIII et *Comptes rendus*, t. LIV.)

— 1863. Extrait d'un rapport sur les poteries vernissées. (*Jour. de ph. et ch.*, t. XLII.)

— 1863. Rapport sur un mémoire de M. Lefort concernant l'aération des eaux. (*Id.*, t. XLIII.)

— 1863. Etudes sur les eaux potables. *Paris, Baillière*, 1863, in-8. (*Bulletin de l'Académie de médecine*, et *Jour. de ph. et ch.*, t. XLIII.)

— 1863. Sur l'analyse spectrale. (*Jour. de pharm.*, t. XLIII.)

— 1863. Solubilité du phosphate et du pyrophosphate de soude. (*Id.*, t. XLIV.)

— 1863. Coloration du beurre par le chromate de plomb. (*Id.*, t. XLIV.)

— 1865. Sur les densités de vapeurs et la constitution du sel ammoniac. (*Jour. de pharm. et ch.*, 4ᵉ série, t. I.)

— 1865. Sur la fabrication du verre mousseline. (*Id.*, t. II.)

— 1867. Sur la solubilité du sulfate de chaux. (*Id.*, t. V.)

— 1868. Sur le lait artificiel de Liebig. (*Mém. de méd. et ph. mil.*, 3ᵉ série, t. XIX, et *Jour. de ph. et ch.*, 4ᵉ série, t. VI.)

— 1868. Sur l'extrait de viande. (*Id.*, t. XX et *Jour. de pharmacie*, t. VII.)

— 1869. Sur la valeur du procédé Schonbein pour découvrir l'acide cyanhydrique. (*Jour. de ph. et ch.*, t. IX.)

— 1870. Considérations générales sur le vinage. Discours prononcé à l'Académie de médecine le 24 mai 1870. (*Mém. de méd. et ph. mil.*, 3° série, t. XXV, et *Jour. de pharm. et ch.*, t. XII.)

— 1870. Recherche de l'acide cyanhydrique dans la fumée de tabac, en collaboration avec M. Marty. (*Id.*, t. XXV, et *Jour. ph. et ch.*, t. XI.)

— 1871. Note sur une altération spéciale et extraordinaire du pain de munition. (*Id.*, t. XXV, et *Jour. de ph. et ch.*, t. XIV.)

— 1871. Rapport fait à l'Académie de médecine sur un travail de M. Latour relatif aux bromhydrates. (*Id.*, t. XXV.)

— 1871. Rapport fait à l'Académie de médecine sur un mémoire de M. Falières intitulé: Monographie chimique et pharmaceutique du bromuré de potassium. (*Id.*, t. XXV.)

— 1871. Rapport fait au Conseil de salubrité sur les tuyaux en fonte zingués pour la conduite des eaux. (*Jour. de ph. et ch.*, t. XIV.)

— 1871. Sur la marmite norwégienne. (*Id.*, t. XV.)

— 1871. Rapport sur les ustensiles de cuisine en fonte émaillée. (*Id.*, t. XVIII.)

— 1871. Discours prononcés à l'Académie de médecine sur les rapports à établir entre la médecine et la pharmacie dans l'armée. (*Id.*, t. XVIII.)

— 1871. Sur la conservation des viandes par le froid. (*Id.*, t. XIX.)

— 1876. Rapport fait au Conseil de salubrité sur l'insalubrité des eaux de la Bièvre. (*Id.*, t. XXIII.)

— 1876. Discours prononcé sur la tombe de Buignet, au nom de l'Académie de médecine. (*Id.*, t. XXIV.)

— 1876. Observation au sujet d'une note de M. Marty sur les vins plâtrés. (*Id.*, t. XXV.)

Le *Journal de pharmacie et de chimie*, dont Poggiale a été longtemps l'un des collaborateurs les plus actifs, contient en outre de nombreuses notes ou articles bibliographiques sur les sujets les plus divers. Le *Formulaire des hôpitaux militaires* de 1870 a été rédigé sous sa direction.

PRESSOIR (Charles-Antoine), né à Angers en 1825, pharmacien stagiaire au Val-de-Grâce en 1853, a été retraité en 1881, pharmacien-major de première classe.

— Sur la falsification de l'amidon. (*Jour. de chimie médicale*, 3° série, t. III.)

— Sur la présence du fer et du manganèse dans les eaux thermales de Bourbonne-les-Bains. (*Mém. de méd. et ph. mil.*, 3ª série, t. V.)

— Note sur la composition de l'eau minérale de Bourbonne. (*Id.*, t. XVI.)

— Sur la résine de thapsia. (*Id.*, t. XVI.)

— Sur la coumarine et l'acide valérianique. (*Id.*, t. XVI.)

— Sur la coloration accidentelle du collyre détersif. (*Id.*, t. XVI.)

— Note sur la distillation de l'eau bi-carbonatée calcaire. (*Id.*, t. XXVIII.)

— Note sur les surfaces rouges du bassin des cent tuyaux du parc de Versailles. (*Id.*, t. XXIX.)

PRIVAT (Pierre-Paul), né à Lisles (Tarn) en 1826, retraité en 1882, pharmacien-major de première classe à l'hôpital militaire de Marseille.

— Quelques observations géologiques et hydrographiques sur la Haute-Italie. (*Mém. de méd. et ph. mil.*, 3ª série, t. IV.)

RATHELOT, pharmacien sous-aide à l'armée d'Illyrie en 1810, pharmacien-major à l'hôpital militaire de Bordeaux en 1840.

— Mèche à l'usage des artificiers préparée avec l'acétate de plomb liquide. (*Bulletin de pharm.*, t. IV.)

RENIER (Charles), élève à l'École du service de santé militaire de Strasbourg en 1865, a quitté le service en 1875, pharmacien aide-major de première classe.

— Étude sur l'acide formique et ses composés. *Strasbourg*, 1869.

— Note sur le citrate de magnésie du commerce. (*Union pharmaceutique*, t. XVII.)

REYMOND (Pierre-Adrien), président de la Société de pharmacie en 1835, était pharmacien sous-aide à la grande armée en 1807. Il servit en Allemagne jusqu'à la fin de la campagne de 1809 et passa à l'armée de Catalogne avec le grade de pharmacien aide-major. Rappelé en France en 1813, il fut envoyé à

Bruxelles au corps d'armée du général Maison et chargé en 1814 du service de l'hôpital militaire établi dans les abattoirs du Roule. Il fut licencié à la Restauration.

A consulter :

— Notice sur Pierre-Adrien Reymond, par Cadet de Gassicourt. (*Répertoire de pharmacie*, t. XI.)

REZÈS, pharmacien sous-aide au VIe corps de la grande armée en 1809.

— Sur la nature de la lumière. (*Bulletin de pharm.*, t. I.)

RIVES (J. M. A.), pharmacien aide-major au corps expéditionnaire du Mexique, retraité pharmacien-major de première classe à Toulouse en 1881.

— Analyse d'un sel fébrifuge employé au Mexique. (*Mém. de méd. et ph. mil.*, 3e série, t. XVII.)
— Sur un nouveau mode de préparation du vin de quinquina. (*Id.*, t. XIX.)
— Résumé des observations météorologiques recueillies à Toulouse, depuis le mois d'août 1862 jusqu'au mois d'avril 1865. (*Id.*, t. XX.)

ROBAGLIA (Sylvestre), né à Ajaccio en 1817, décédé à Versailles en 1879, pharmacien principal de première classe en retraite.

— Du diabète sucré. *Paris*, 1849.

ROBERT (A. C. M.), pharmacien-major démonstrateur à l'hôpital militaire du Val-de-Grâce, et plus tard l'un des conservateurs de la bibliothèque Sainte-Geneviève, est plus connu comme philologue que comme pharmacien.

On lui attribue un ouvrage de pharmacie publié vers 1800 dont nous n'avons pas retrouvé de traces. Il a pris part aux études de Laubert sur les quinquinas et a cherché dans les produits indi-

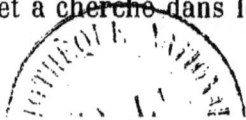

gènes des succédanés à ces écorces. (Voir *Bulletin de pharmacie*, t. II et III.)

Parmi les publications littéraires de Robert, nous citerons :

— Fables inédites des xiie, xiiie et xive siècles, et Fables de La Fontaine rapprochées de celles de tous les auteurs qui avaient, avant lui, traité les mêmes sujets. *Paris*, 1825, 2 vol. in-8.

— Fabliaux inédits tirés du manuscrit de la bibliothèque du roi. *Paris*, 1834, in-8.

— Partonopeus de Blois. *Paris, Crapelet*, 1834, 2 vol. in-8.

ROBILLARD (Eugène-Robert), Commandeur de la Légion d'honneur, pharmacien-major de première classe à l'armée d'Orient, pharmacien principal à l'armée d'Italie et au IIIe corps de l'armée du Rhin, décédé en 1877 à Mehun-sur-Yèvre, à l'âge de soixante-cinq ans.

— La fusion des deux sections du service de santé militaire est-elle possible? *Paris, Dubuisson*, 1859.

— Rapports sur les systèmes de chauffage et de ventilation employés au nouvel hôpital militaire de Vincennes. (*Mém. de méd. et pharm. milit.*, 3e série, t. XX.)

ROBIQUET (Pierre-Jean) entrait dans la pharmacie militaire en 1799. Il fut attaché à l'armée d'Italie, puis à l'hôpital militaire de Rennes et au Val-de-Grâce. « Ce fut à cette époque qu'il organisa, sous les auspices de Virey, une association de jeunes gens distingués et instruits, au sein de laquelle il conçut la pensée des travaux et des recherches qu'il a exécutés plus tard avec tant de succès. » (Dupuis, *Notices sur les médaillons de la nouvelle École de pharmacie de Paris*.) Il quitta le Val-de-Grâce pour entrer au laboratoire de Vauquelin et occuper, à la mort de Cluzel, la place de répétiteur à l'École polytechnique.

Il fut dans la suite professeur à l'École de pharmacie, membre de l'Académie de médecine et de l'Institut (1833) : il a présidé la Société de pharmacie.

Parmi les anciens travaux de Robiquet, nous citerons :

— Essai analytique des asperges. (*Annales de chimie*, t. LV.)

— Découverte d'un nouveau principe végétal dans le *suc d'asperges;* en commun avec Vauquelin. (*Mém. de l'Acad. des sc.*, 1ʳᵉ série, t. VIII.)

— Expériences sur le soufre liquide de Lampadius. (*Annales de chimie*, t. LXI.)

— Sur la préparation de la baryte pure. (*Id.*, t. LXII.)

— Note sur la purification du nickel par l'hydrogène sulfuré. (*Id.*, t. LXIX.)

— Analyse de la réglisse. (*Id.*, t. LXXII.)

— Expériences sur les cantharides. (*Id.*, t. LXXVI.)

— Observations sur la nature du kermès. (*Id.*, t. LXXXI.)

ROGER (Alphonse-René), né à Melun en 1815, décédé pharmacien-major de deuxième classe à la pharmacie centrale des hôpitaux militaires en 1862.

— Analyses de l'eau de quelques puits de Strasbourg et de la rivière de l'Ill, suivies d'une notice sur les eaux dont notre armée a fait usage à Varna et en Crimée, pendant toute la durée du siège. Broch. in-4.

— Analyses des eaux de Strasbourg et de Phalsbourg. En collaboration avec Lévy. (*Mém. de méd. et ph. mil.*, 2ᵉ série, t. XXII.)

— Note sur une nouvelle application de la méthode des volumes au dosage de l'iode dans les iodures. (*Id.*, 3ᵉ série, t. IV, et *Jour. de pharm. et chim.*, 3ᵉ série, t. XXXVII.)

— Analyse de l'eau du Rhin. (*Id.*, t. V.)

— Recherches sur le tartrate ferrico-potassique des pharmacies, suivies d'un nouveau procédé de préparation de ce médicament. (*Id.*, t. V, et *Jour. de ph. et ch.*, t. XXXIX.)

— Recherches des sulfates de cinchonine et de quinidine dans le sulfate de quinine. (*Jour. de ph. et ch.*, t. XLI.)

ROUCHER (Charles), le petit-fils du poète des *Mois*, décédé en 1875, pharmacien principal de 1ʳᵉ classe à l'hôpital militaire du Gros-Caillou, appartenait au corps de santé de l'armée depuis 1840. Il est resté en Afrique de 1851 à 1864 et a rempli quelque temps à Alger les fonctions de professeur à l'École de médecine et de membre du Conseil d'hygiène publique et de salubrité du département.

Roucher a été secrétaire de la Société de pharmacie de Paris.

Il a publié :

— 1844. Note sur la préparation du bichlorure de mercure et sur un nouvel oxydo-chlorure de ce métal. (*Mém. de méd. et ph. mil.*, 1re série, t. LVII.)

— 1847. Recherches sur le sang, en collaboration avec M. Coulier. (*Id.*, 2e série, t. II.)

— 1849. Recherches sur les chloromercurates mercuriques, oxydochlorures de mercure. (*Id.*, t. V et *Annales de physique et chimie*, 3e série, t. XXVII.)

— 1850. Sur une nouvelle méthode d'analyse des sels métalliques. (*Id.*, t. V, et *Comptes rendus de l'Ac. des sc.*, t. XXIX.)

— 1851. De la présence des poisons minéraux dans le système nerveux à la suite des empoisonnements aigus. (*Id.*, t. VIII, et *Comptes rendus*, t. XXXII.)

— 1851. Mémoire sur le traitement des matières organiques en vue de la recherche des poisons. (*Id.*, t. VIII.)

— 1851. De l'emploi de la magnésie dans les empoisonnements par les sels de cuivre. (*Gaz. méd. de Strasbourg*, 1851.)

— 1852. Notice sur les eaux thermales du Bou-Sellam et du Bou-Taleb, près Sétif. (*Gaz. méd. de l'Algérie*, 1860.)

— 1855. Quelques considérations sur la valeur hygiénique comparée de plusieurs eaux douces de Sétif, d'Aïn-Tagrout, de Bordj-Bou-Areridj et de Bou-Saada. (*Annales de la Soc. d'hydrologie méd.*, t. XIV.)

— 1859. Observations sur l'emploi et le réemploi des sangsues, faites à l'hôpital militaire de Philippeville. (*Mém. de méd. et ph. mil.*, 3e série, t. II.)

— 1860. Mémoire sur le sulfate bibasique de cuivre et ses dérivés. (*Id.*, t. III.)

— 1860. Sur le polypore du pistachier de l'Atlas, matière colorante de l'Algérie. (*Rev. horticole de l'Algérie*, 1860.)

— 1860. Sur la constitution des marnes et en particulier des marnes de l'Algérie. (*Comptes rendus*, t. XLVI, et *Journ. de pharm. et chim.*)

— 1860. Sur la nourriture des porcs avec les débris des clos d'équarrissage. (*Bul. de la Soc. de méd. d'Alger*, 1860.)

— 1861. Analyse d'un vin des environs de Philippeville. (*Revue horticole de l'Algérie*, 1861.)

— 1864. Du rouissage considéré au point de vue de l'hygiène publique, et de son introduction en Algérie. (*Annales d'hygiène*, 2ᵉ série, t. XXII.)

— 1866. Sur la présence de l'urocyanine dans l'urine des cholériques. (*Mém. de méd. et ph. mil.*, 3ᵉ série, t. XVII, et *Journal de pharm. et de chimie*, 4ᵉ série, t. IV.)

— 1866. De la rage en Algérie et des mesures à prendre contre cette maladie. (*Annales d'hygiène*, t. XXV.)

— 1869. Note sur l'empoisonnement par le phosphore. (*Bul. de la Soc. de méd. légale*, t. I.)

— 1871. Du service de la pharmacie militaire, son importance, sa situation actuelle, réformes à introduire dans son organisation. *Paris, Baillière*, 1871.

— 1872. Réflexions sur les rapports entre la pharmacie et la médecine militaires. (*Gazette médicale*, 1872.)

— 1873. Sur le double point de fusion d'une cire végétale originaire du Japon, et sur l'emploi de cette cire en pharmacie. (*Mém. de méd. et ph. mil.*, 3ᵉ série, t. XXIX, et *Jour. de ph. et ch.*, t. XVI.)

— 1873. Des filaments végétaux employés dans l'industrie. Rapport au ministre de la guerre sur le procédé de M. Vétillart pour distinguer ces filaments dans les tissus. (*Annales d'hygiène*, 2ᵉ série, t. LX.)

— 1873. De l'autorité et de la responsabilité médicales dans l'armée. *Paris, Baillière*, 1873.

— 1873. Du corps des pharmaciens militaires, son rôle dans les établissements hospitaliers, aux armées actives et près l'administration supérieure de la guerre. *Paris, Baillière*, 1873.

— 1874. Sur la digitaline. (*Journal de phar. et chimie*, t. XX.)

— 1874. Sur une nouvelle réaction de l'essence de menthe. (*Id.*, t. XX.)

— 1874. Toxicologie. Sur les empoisonnements par le phosphore, l'arsenic, l'antimoine et le plomb. Notes et rapports présentés à la Société de médecine légale. *Paris, Baillière*, 1874, in-8, et *Annales d'hygiène*, 2ᵉ série, tomes XLI et XLIV.

Roucher a collaboré au *Bulletin de la Société de médecine d'Alger* (1860-1864) et à la *Revue agricole et horticole de l'Algérie*. Il a fourni de nombreux rapports à la Commission supérieure de l'habillement et du campement instituée au ministère de la guerre : l'un d'eux sur le bleu coupier a été inséré en partie dans le *Traité de chimie industrielle de Girardin.*

A consulter : Titres et travaux scientifiques de Roucher. *Paris, Martinet*, 1874.

ROUSSEL, ancien pharmacien en chef de l'armée d'Afrique, retraité en 1840 pharmacien principal, premier professeur de l'hôpital de perfectionnement du Val-de-Grâce.

— Cryptogames algériennes recueillies par M. Roussel aux environs d'Alger, et publiées par M. Montagne. (*Annales des sciences naturelles*, 2ᵉ série, t. X.)

ROUSSIN (François-Zacharie), membre de la Société de pharmacie, né à Vieuxvy dans l'Ille-et-Vilaine, le 6 septembre 1827, était reçu pharmacien de 1ʳᵉ classe à Paris en 1852 et nommé pharmacien aide-major en 1854. Il passa quelques années en Afrique et fut rappelé en France comme professeur agrégé du Val-de-Grâce. Il a été promu major de 2ᵉ classe en 1859, major de 1ʳᵒ classe en 1863, principal de 2ᵉ classe en 1873 et principal de 1ʳᵉ classe en 1876. Depuis cette époque M. Roussin était directeur de la pharmacie centrale des hôpitaux militaires et membre de plusieurs des grandes commissions instituées au Ministère de la guerre. Les services qu'il rendait dans ses hautes fonctions faisaient prévoir son maintien à Paris jusqu'à sa retraite, lorsqu'un ordre imprévu l'appela en Algérie en 1879. M. Roussin se refusa à rejoindre son nouveau poste, et quitta le service, emportant les regrets de tous les pharmaciens de l'armée.

C'est à M. Roussin que revient le mérite d'avoir découvert les matières colorantes diazoïques sulfoconjuguées dont la production se chiffre aujourd'hui par des millions de francs (1). Ses travaux en chimie légale font autorité.

Publications de M. Roussin :

— 1851. De la présence de la mannite dans les feuilles du lilas ordinaire. (*Journ. de chim. méd.*, 1851.)

— 1855. Expériences sur la formation géologique du carbonate calcaire, et sur un nouveau procédé de dosage de l'acide carbonique. (*Mém. de méd. et ph. mil.*, 2ᵉ série, t. XV.)

— 1855. Note sur l'iodate de chaux et sur l'acide iodique. (*Id.*, t. XV.)

(1) Ch. LAUTH, Rapport sur les produits chimiques à l'Exposition internationale de 1878. *Paris, imprimerie nationale*, 1881.

— 1856. Note sur l'acide hippurique et sur son absence dans quelques urines de cheval. (*Id.*, t. XVII et *Compt. rendus de l'Ac. des sc.*, t. XLII.)

— 1856. Des observations météorologiques. (*Gaz. méd. de l'Algérie*, 1856.)

— 1857. De l'iodure de plomb photographique. (*Mém. de méd. et ph. mil.*, t. XIX et *Comptes rendus*, t. XLII.)

— 1858. Recherches sur les nitrosulfures doubles de fer, nouvelle classe de sels. (*Id.*, t. XXII et *An. de phy. et ch.*, 3ᵉ série, t. LII.)

— 1858. Des nitrosulfures doubles de fer ; emploi de ces nouveaux sels pour constater la pureté du chloroforme. (*Id.*, t. XXII et *Journ. de pharm. et ch.*, 3ᵉ sér., t. XXXIV.)

— 1859. Note sur un nouveau mode de production du cyanogène. (*Mém. de méd. et ph. mil.*, 3ᵉ série, t. I et *Comptes rendus*, t. XLVII.)

— 1859. De l'action du chlorure de soufre sur les huiles. (*Id.*, t. I et *Compt. rendus*, t. XLVII.)

— 1860. Propriétés optiques de la gomme arabique solide. (*Id.*, t. IV et *Journal de ph. et chimie*, t. XXXVII.)

— 1860. Note sur une nouvelle base organique dérivée de l'acide picrique. (*Bul. de la Soc. chimique*, 1860.)

— 1860. Note sur la purification de l'urée naturelle. (*Id.*, 1860.)

— 1860. Falsification du sirop de gomme. Dosage de la gomme. (*Journ. de ph. et ch.*, t. XXXVIII.)

— 1861. Nitronaphtaline, naphtylamine et ses dérivés colorés. (*Mém. de méd. et ph. mil.*, t. V et *Comptes rendus*, t. LII.)

— 1861. Dérivés colorés de la naphtaline. (*Id.*, t. V et *Comptes rendus*, t. LII.)

— 1861. Nouvelles recherches sur les dérivés colorés de la naphtaline. (*Id.*, t. VI et *Compt. rend.*, t. LII.)

— 1861. Falsification des vins par l'alun. (*Annales d'hygiène*, 2ᵉ sér., t. XV.)

— 1863. De l'assimilation des substances isomorphes. (*Mém. de méd. et ph. mil.*, t. IX et *Journ. de ph. et ch.*, t. XLIII.)

— 1864. Action de la lumière sur le nitroprussiate de soude ; aréomètre appliqué à la photométrie. (*Id.*, t. XI et *Journ. pharm. et ch.*, t. XLIV.)

— 1864. Rapport à la Société de pharmacie sur la question des acides végétaux, alcaloïdes, principes immédiats neutres, etc., en vue de la révision du Codex. (*Journ. de pharm. et ch.*, t. XLV.)

—1864. Empoisonnement par la digitaline : relation médico-légale de l'affaire Couty de la Pommerais. En collaboration avec Tardieu. (*Annales d'hygiène*, t. XXII.)

— 1865. Étude sur les causes de la solidification du baumē de copahu par la chaux et la magnésie. (*Mém. de méd. et ph. mil.*, t. XIV et *Journ. de ph. et ch.*, 4ᵉ sér., t. I.)

— 1865. Étude sur la composition des vases en étain du service des hôpitaux militaires, par ordre du ministre de la guerre. (*Id.*, t. XIV et *Journ. de ph. et ch.*, t. III.)

— 1865. Empoisonnement par la strychnine, en collaboration avec Tardieu. (*An. d'hygiène*, t. XXIV et *Journ. de ph. et ch.*)

—1866. Études médico-légales et cliniques sur l'empoisonnement, par A. Tardieu et Z. Roussin. 1ʳᵉ édition, *Paris, Baillière*, 1866. 2ᵉ édit., 1874, in-8.

— 1867. Faits relatifs au magnésium, son action sur les solutions métalliques et son application aux recherches toxicologiques. (*Journ. de ph. et ch.*, 4ᵉ série, t. III.)

— 1867. Des phénomènes d'absorption cutanée. (*Mém. de méd. et ph. mil.*, t. XVIII et *Annales d'hygiène*, t. XXVIII.)

— 1867. Examen médico-légal des taches de sang. (*Id.*, t. XVIII et *An. d'hyg.*, t. XXIII.)

— 1867. Falsification des savons mous par la fécule. (*Id.*, t. XVIII et *Journ. de ph. et ch.*, t. V.)

— 1867. Examen microscopique des taches de sperme. (*Id.*, t. XVIII et *An. d'hyg.*, t. XXVII.)

— 1867. Empoisonnement par le vert de Schweinfurth. (*An. d'hyg.*, t. XXVII.)

—1868. Falsification du sous-nitrate de bismuth par le phosphate de chaux ; moyen de le reconnaître. (*Mém. de méd. et ph. mil.*, t. XX et *Journ. de ph. et ch.*, t. VII.)

—1868. Moyen de reconnaître et de doser un mélange de gomme et de dextrine. (*Mém. de méd. et ph. mil.*, t. XXI et *Journ. de pharm. et ch.*, t. VII.)

—1868. Empoisonnement d'un enfant nouveau-né par les allumettes chimiques. En commun avec Tardieu. (*Annales d'hygiène*, t. XXIX.)

— 1868. Empoisonnement par le cyanure de potassium. En commun avec Tardieu. (*Id.*, t. XXIX.)

— 1869. Empoisonnement par la coralline. En commun avec Tardieu. (*Id.*, t. XXXI.)

— 1870. Empoisonnement par l'acide cyanhydrique, affaire Troppmann. (*Id.*, t. XXXIII.)

— 1870. Empoisonnement par la strychnine. En commun avec Tardieu. (*Id.*, t. XXXIV.)

— 1870. Poudres et bombes fulminantes. (*Id.*, t. XXXIV et *Moniteur scientifique*, t. XII.)

— 1870. Sur l'hydrate de chloral. (*Mém. de méd. et ph. mil.*, t. XXIV et *Comptes rendus*, t. LXIX.)

— 1871. Empoisonnement par le vitriol blanc. En commun avec Tardieu. (*An. d'hyg.*, t. XXXVI.)

— 1875. Assassinat par une arme à feu : intervention utile de l'analyse chimique. (*Id.*, t. XLIV.)

— 1875. Asphyxie par les vapeurs nitreuses. En commun avec Tardieu. (*Id.*, t. XLIV.)

— 1875. Sur la nature de la matière sucrée de la racine de réglisse : combinaison ammoniacale de la glycirrhizine. (*Mém. de méd. et ph. mil.*, t. XXXI et *Journ. ph. et ch.*, t. XXII.)

La glycirrhizine (*glyzine* des hôpitaux militaires) se prépare aujourd'hui industriellement par des procédés décrits dans ce mémoire.

M. Roussin a été pendant quelques années l'un des rédacteurs des *Annales d'hygiène publique et de médecine légale* ; il a collaboré au *Nouveau dictionnaire de médecine et de chirurgie pratiques* de Jaccoud (Articles *Albumine, Ammoniaque, Antimoine, Arsenic*, etc.).

ROUYER (P.-C.) servit comme pharmacien à l'armée d'Égypte sous les ordres de Boudet. Il fit partie de la Commission des Sciences et des Arts d'Égypte et fut directeur de la pharmacie centrale du grand Kaire.

— Notice sur les médicaments usuels des Egyptiens, avec un catalogue des drogues simples. (*Recueil des observations faites pendant l'expédition d'Égypte.* — État moderne, t. I.)

— Description particulière de plusieurs fours à poulets observés au Kaire et des procédés que l'on y met en usage. (*Id.* — État moderne, t. I.)

— Notice sur les embaumements des anciens Égyptiens. (*Id.* — Antiquités, t. I.)

— Notice sur le pastel, en collaboration avec Boudet. (*Bulletin de pharmacie*, t. III.)

SAGE (Balthazar-Georges), membre de l'ancienne Académie des sciences (1768), puis de l'Institut (1795), directeur fondateur de l'École des Mines (1783), a été apothicaire-major aux Invalides avant de professer la minéralogie et la métallurgie docimastique dans la chaire créée pour lui à l'Hôtel des monnaies en 1778.

Sage a publié de très nombreuses observations dans les *Mémoires de l'Académie des sciences* de 1766 à 1790, et dans le *Journal de physique*.

Nous ne citerons de lui que les ouvrages suivants :

— Examen chimique de différentes substances minérales. *Paris*, 1769, 1 vol. in-12.

— Éléments de minéralogie docimastique. *Paris*, 1772, in-8, 2 vol.

— Examen de la nature de diverses espèces de poison, avec la manière de les préparer. *Paris, imp. royale*, 1773, in-8.

— Analyse des blés et expériences propres à faire connaître la qualité du froment, principalement celle du son de ce grain. *Paris, imp. roy.*, 1776, in-8.

— L'art de fabriquer le salin et la potasse, suivi des expériences sur les moyens de multiplier la potasse. *Paris*, 1777, in-8.

— L'art d'imiter les pierres précieuses. 1778, in-8.

— L'art d'essayer l'or et l'argent. *Paris, imp. roy.*, 1780, in-8.

— Analyse chimique et concordance des trois règnes de la nature. *Paris*, 1786, 3 vol. in-8.

A consulter :

— Exposé sommaire des découvertes faites par B.-G. Sage. *Paris*, *Didot*, 1813, in-8 de 40 p.

SAXE, pharmacien en chef de l'armée de Naples.

— Préparation de l'opium à la manière des Égyptiens, en collaboration avec Savaresi, médecin en chef de l'armée de Naples. (*Bul. de pharmacie*, 1809.)

SÉRULLAS (Georges-Simon) est originaire de Poncin, où il naquit en 1774. Il partit à dix-sept ans avec les Volontaires de l'Ain et passa dans la pharmacie militaire en 1794. Depuis cette époque jusqu'à la chute de l'Empire, on le trouve à peu près constamment en Italie ou en Allemagne. Il fut promu pharmacien principal en 1813 et servit en cette qualité dans le corps d'armée du maréchal Ney. Nommé en 1815 à l'hôpital militaire d'instruction de Metz, Sérullas ne tarda pas à s'y faire remarquer comme habile chimiste et brillant professeur. Sa réputation ne fit que grandir dans la chaire de chimie du Val-de-Grâce (1825). Il remplaça Vauquelin à l'Institut en 1829 et venait d'être nommé professeur au Muséum lorsqu'il fut enlevé par le choléra le 25 mai 1832. Ses funérailles se firent aux frais de l'État (1).

Les travaux de Sérullas sont restés classiques; ils nous ont fait connaître toute une série de composés, souvent extrêmement dangereux à manier, qui témoignent en faveur de l'habileté et de la hardiesse de ce grand chimiste.

Liste chronologique des travaux de Sérullas :

— 1816. Notice sur Bizos. (*Mém. de méd. et ph. mil.*, 1ʳᵉ série, t. II.)

— 1817. Observations relatives à la conversion du sirop de raisin en alcool. (*Id.*, t. III.)

— 1817. Sur les fumigations chloriques. (*Id.*, t. III.)

— 1820. Observations physico-chimiques sur les alliages du potassium et du sodium avec d'autres métaux; propriétés nouvelles de ces alliages, servant à expliquer le phénomène de l'inflammation spontanée du pyrophore, et la cause des mouvements du camphre sur l'eau. Antimoine arsenical dans le commerce. (*Id.*, t. VIII et *Metz*, 1821, in-8.)

— 1821. Second mémoire : Sur les alliages de potassium et sur l'existence de l'arsenic dans les préparations antimoniales usitées en médecine. (*Id.*, t. X et *Metz*, 1821, in-8.)

_____

(1) Sérullas a été inhumé au cimetière du Père Lachaise à côté de Cuvier et à quelques pas de son compatriote Bichat. Il ne reste plus, aujourd'hui, de traces de sa sépulture.

— 1822. Sur l'iodure de potassium, l'acide hydriodique et sur un nouveau composé de carbone, d'iode et d'hydrogène. (*Id.*, t. XII et *Annales de chim. et de phys.*, t. XX.)

— 1823. Moyen d'enflammer la poudre sous l'eau, à toutes les profondeurs, sans feu, et par le seul contact de l'eau. Préparation des matières nécessaires pour obtenir ce résultat. (*An. de ch. et phy.*, t. XXI et *Metz*, 1822 ; 2ᵉ éd., *Paris, Riant*, 1844.)

— 1824. Mémoire sur l'hydriodure de carbone et sur un nouveau moyen de l'obtenir. (*Id.*, t. XXII.)

— 1824. Nouveau composé d'iode, d'hydrogène et de carbone, ou proto hydriodure de carbone. (*Id.*, t. XXV.)

— 1824. Sur un nouveau composé d'iode, d'azote et de carbone ou cyanure d'iode. (*Id.*, t. XXVI et *Metz*, 1824, in-8.)

— 1825. Nécessité de l'enseignement de la chimie à Metz. Discours prononcé à la séance publique du 9 juin 1825. (*Mém. de l'Ac. de Metz.*)

— 1827. Nouveaux composés de brôme; éther hydrobromique et cyanure de brôme : solidification du brôme et de l'hydrocarbure de brôme. (*An. de ch. et ph.*, t. XXXIV.)

— 1827. Sur les phénomènes électro-chimiques. (*Id.*, t. XXXIV.)

— 1827. Mémoire sur la combinaison du chlore et du cyanogène ou cyanure de chlore, lu le 29 juillet 1827. (*Mém. de l'Académie des sciences*, 2ᵉ série, t. XI et *Annales de ch. et ph.*, t. XXXV.)

— 1827. Mémoire sur le bromure de selenium, lu le 16 juillet 1827. (*Id.*, t. XI et *Annales de ch. et ph.*, t. XXXV.)

— 1828. Mémoire sur un nouveau composé de chlore et de cyanogène ou perchlorure de cyanogène; acide cyanique. (*Id.*, t. XI et *An. ch. et ph.*, t. XXXVIII.)

— 1828. Mémoire sur les bromures d'arsenic et de bismuth et sur le bromure d'antimoine. (*An. de ch. et ph.*, t. XXXVII.)

— 1828. Mémoire sur un nouveau composé de brôme et de carbone ou bromure de carbone et sur les iodures de carbone. (*Id.*, t. XXXIX.)

— 1828. Mémoire sur l'action de l'acide sulfurique sur l'alcool et sur les produits qui en résultent, lu les 15 et 22 octobre 1828. (*Mém. de l'Académie*, t. XI et *An. de ch. et ph.*, t. XXXIX.)

— 1829. Sur le sodium. (*An. de ch. et ph.*, t. XI.)

— 1829. Sur l'éther hydriodique. (*Id.*, t. XLII.)

— 1829. Nouveau composé de chlore, de phosphore et de soufre ou chlorophosphure de soufre. (*Id.*, t. XLII.)

— 1829. Observation sur l'iodure et le chlorure d'azote. (*Id.*, t. XLII.)

— 1829. Lettre sur l'éthérification. (*Id.*, t. XLII.)

— 1829. Mémoire sur l'action de différents acides sur l'iodate neutre de potasse; iodates acides de cette base ou bi-iodate et tri-iodate de potasse. Chloro-iodate de potasse. Nouveau moyen d'obtenir l'acide iodique. Mémoire lu le 7 décembre 1829. (*Mém. de l'Ac.*, t. XI et *An. de ch. et ph.*, t. XLIII.)

— 1830. Observations sur le chlorure d'iode. (*An. de ch. et ph.*, t. XLIII.)

— 1830. De l'action mutuelle de l'acide iodique et de la morphine ou de l'iodate de cette base. (*Id.*, t. XLIII.)

— 1830. Acide iodique cristallisé; non existence des acides iodo-sulfurique, iodo-nitrique, iodo-phosphorique. (*Id.*, t. XLIII.)

— 1831. Mémoire sur les iodates et les chlorates des alcalis végétaux. (*Mém. de l'Ac.*, t. XI et *An. de ch. et ph.*, t. XLV.)

— 1831. Mémoire sur les chlorures d'iode; sur un nouveau procédé pour obtenir l'acide iodique absolument pur et sur un moyen de précipiter la plus petite quantité de l'un quelconque des alcalis végétaux de leur dissolution alcoolique. (*Mém. de l'Ac.*, t. XI et *An. de ch. et ph.*, t. XLV.)

— 1831. Mémoire sur la séparation du chlore et du brôme contenus dans un mélange de chlorure et de bromure alcalins; moyen de reconnaître si une dissolution de chlorure d'iode est à l'état de chlorure ou à l'état d'acide iodique et d'acide hydro-chlorique. Action de l'acide bromique et de l'acide chlorique sur l'alcool. (*Mém. de l'Ac.*, t. XI et *An. de ch. et ph.*, t. XLV.)

— 1831. Mémoire sur l'acide perchlorique. (*Mém. de l'Ac.*, t. XI et *An. de ch. et ph.*, t. XLV.)

— 1831. Mémoire sur la cristallisation de l'acide oxychlorique (perchlorique), et sur quelques propriétés nouvelles de cet acide. (*Mém. de l'Ac.*, t. XI et *An. ch. et ph.*, t. XLVI.)

— 1831. Mémoire sur l'emploi de l'acide oxychlorique comme réactif propre à distinguer et à séparer la soude de la potasse, libre ou combinée à d'autres acides : oxychlorates. (*Annales de ch. et ph.*, t. XLVI.)

— 1831. Mémoire sur la transformation du chlorate de potasse en oxychlorate de la même base, par l'action de la chaleur; nouveau moyen d'obtenir l'acide oxychlorique. (*Id.*, t. XLVI.)

— 1832. Bromure de silicium et hydrobromate d'hydrogène phosphoré. (*Id.*, t. XLVIII.)

— 1832. Moyen de reconnaître de petites quantités de bismuth dans le mercure. (*Journ. de chimie médicale*, 1ʳᵉ série, t. VI.)

— 1832. Rapport sur le bouillon de la compagnie hollandaise. En commun avec M. Chevreul. (*Id.*, t. VIII.)

Au concours établi pour le perfectionnement des moyens d'obtenir la matière sucrée des végétaux indigènes, Sérullas avait envoyé deux mémoires manuscrits qui furent couronnés, l'un en 1810 par la Société d'agriculture, l'autre en 1813 par la Société de pharmacie. Parmentier cite avec éloge ces mémoires dans ses écrits sur les matières sucrées.

A consulter:

— Éloge historique de Sérullas, par Lodibert. *Paris, Fain*, 1837, in-8 de 24 p.

— Note nécrologique sur Sérullas, par J. J. Virey. *Paris*, 1832.

— Esquisse sur les travaux et la vie de Sérullas, par Brault. *Paris*, 1833, in-8.

SERVOISIER (Henri-Théodore), né en 1810 à Ottveiler, dans l'ancien département de la Sarre, décédé pharmacien-major de 1ʳᵉ classe à l'hôpital militaire d'Oran en 1864.

— Rapport sur des farines altérées. En commun avec Rodes. (*Journ. de chim. méd.*, 3ᵉ série, t. IX.)

— De la fabrication, de l'émission et de la circulation des monnaies fausses en Algérie. En commun avec Rodes, médecin principal.

STEINHEL (Adolphe), né à Strasbourg en 1810, entrait dans la pharmacie militaire en 1831. Il a servi à l'armée d'Afrique et aux hôpitaux de Lille, de Dunkerque, de Calais, de Versailles, de Strasbourg et du Val-de-Grâce.

Il donna sa démission en 1839 pour se livrer à des recherches scientifiques dans l'Amérique du Sud. Parti de Bordeaux en qualité de membre correspondant du Muséum, il mourait de la fièvre jaune en débarquant à la Gayra (mai 1839). « Steinhel était doué d'un admirable talent pour la généralisation et l'induction des faits (Decaisne). »

Ses publications :

— 1833. Note sur la spécification des fumeterres et sur leurs propriétés médicales. (*Arch. de botanique*, 1833.)

— 1834. Oservations sur la tige du *Lamium album* suivies de quelques réflexions sur l'estivation quinconciale. (*An. des sc. nat.*, 2ᵉ série, t. I.)

— 1834. Observations sur quelques espèces de scilles qui croissent en Barbarie. (*Id.*, t. I.)

— 1834. Notice sur les cryptogames recueillies aux environs de Bône. (*Id.*, t. I.)

— 1834. Note sur le genre *Urginea* de la famille des liliacées. (*Id.*, t. I.)

— 1835. Quelques observations relatives à la théorie de la *Phyllotaxis* et des *verticilles*. (*Id.*, t. IV.)

— 1835. Observations sur la végétation des dunes à Calais. (*Mém. des sc. nat. de Seine-et-Oise*, 1835.)

— 1836. Observation sur le climat, le sol et la flore des environs de Bône. (*Mém. de méd. et ph. mil.*, 1ʳᵉ série, t. XXXIX.)

— 1837. Observations relatives aux genres *Scilla* et *Urginea*, genres nouveaux à établir dans la famille des Liliacées, sous les noms de *Squilla* et de *Stellaris*. Description d'une espèce nouvelle appartenant à cette famille. (*Id.*, t. XLIII et *Annales des sc. nat.*, t. VI.)

— 1837. Observations sur le mode d'accroissement des feuilles. (*An. des sc. nat.*, t. VIII.)

— 1837. De l'individualité considérée dans le règne végétal. *Strasbourg*, 1837.

— 1838. Observations sur quelques feuilles opposées qui deviennent alternes par soudure. (*An. des sc. nat.*, t. IX.)

— 1838. Observations sur la spécification des *Zannichellia* et sur le genre *Diplanthera* de Dupetit-Thouars. (*Id.*, t. IX.)

— 1838. Considérations sur l'usage que l'on peut faire des rapports de position qui existent entre la bractée et les parties de chaque verticille floral, pour la détermination du plan normal sur lequel les fleurs des diverses familles sont construites. (*Comptes rendus*, t. VII, et *An. des sc. nat.*, t. XII.)

— 1839. Lettre à M. Jacob, l'un des rédacteurs des *Mémoires de médecine et pharmacie militaires*, concernant le champignon dans lequel l'analyse a démontré à M. Tripier la présence de l'acide oxalique. (*Mém. de méd. et ph. mil.*, t. XLVII.)

Dans une intéressante notice sur Steinhel (*Annales des sciences naturelles*, 2ᵉ série, t. XII), Decaisne donne une courte analyse des mémoires suivants qui n'ont pas été imprimés :

— Coup d'œil rapide sur plusieurs lois de l'organogénie, mémoire lu à la *Société d'histoire naturelle* en décembre 1830.

— Observation sur une fleur monstrueuse du *Scabiosa atropurpurea*, dont l'involucelle s'est changé en deux feuilles munies chacune d'un bourgeon axillaire. (*Id.*, mai 1831.)

— Monographie des Dianthus et des Plantaginées (non achevée).

— Qu'entend-on par endosmose et exosmose? les deux phénomènes peuvent-ils expliquer les mouvements des fluides dans les végétaux?

— De la loi d'alternance (article destiné au *Dictionnaire universel des sciences naturelles*).

STROHL (Georges-Émile), docteur ès-sciences physiques, professeur agrégé de l'École supérieure de pharmacie de Strasbourg, est décédé à Alger le 23 avril 1882. Né à Bouxviller (Bas-Rhin), le 9 mai 1827, il était reçu pharmacien de 1ʳᵉ classe en 1854 et entrait l'année suivante au Val-de-Grâce en qualité de pharmacien stagiaire. Il fut promu pharmacien-major au retour de l'expédition de Chine et pharmacien principal en 1879. Il avait été nommé, quelques mois avant sa mort, pharmacien en chef de la division d'Alger.

Strohl avait répondu par un énergique refus aux offres les plus avantageuses qui lui furent faites par l'Université allemande, de rester à Strasbourg après l'occupation prussienne.

— Recherches sur le dépôt de l'eau sulfureuse d'Allevard. (*Mém. de méd. et ph. mil.*, 3ᵉ série, t. III.)

— De l'hydrotimétrie appliquée à l'analyse de l'eau de quelques rivières de la Chine. (*Id.*, t. IV.)

— Observations météorologiques faites en Cochinchine depuis le mois de mars 1861 jusqu'au mois de février 1862. (*Id.*, t. XII.)

— Analyse sulfhydrométrique des eaux de Barèges. (*Id.*, t. XVII.)

— Nouvelle méthode alcalimétrique applicable surtout aux liquides colorés. (*Id.*, t. XXII, et *Journal de pharm. et chim.*, 4e série, t. IX.)

— Sur la recherche des acides minéraux dans le vinaigre. (*Journal de pharm. et chim.*, t. XX.)

— Sur le dosage du glucose dans les urines. (*Id.*, t. XXI.)

— Examen des eaux des forts de Belfort et de la place de Montbéliard. (*Mém. de méd. et ph. mil.*, t. XXXIV.)

— Procédé pour rendre potables les eaux magnésiennes et séléniteuses. En commun avec M. Bernou. (*Annales d'hygiène*, 1882.)

Ce travail a été entrepris sur la demande du général commandant supérieur du génie en Algérie.

— Recherches sur les boues sulfureuses et en particulier sur celles d'Allevard. *Strasbourg*, 1865.

Thèse pour le doctorat ès-sciences physiques.

— De l'emploi du microscope dans les expertises médico-légales. *Strasbourg*, 1866.

Thèse pour l'agrégation.

Strohl a en outre traduit de l'allemand les ouvrages suivants :

— Guide pour l'analyse de l'urine, des sédiments et des concrétions urinaires au point de vue physiologique et pathologique, par Casselmann. *Paris, Reinwald*, 1873, in-8.

— Instruction sur la recherche des poisons et la détermination des taches de sang dans les expertises médico-légales, par Julius Otto. *Paris, Masson*, 1869, in-8, 2e édit., 1872.

— Guide pour l'analyse de l'eau au point de vue de l'hygiène et de l'industrie, précédé de l'examen des principes sur lesquels on doit s'appuyer dans l'appréciation de l'eau potable, par Reichardt. *Paris, Reinwald*, 1875, in-8.

— Instruction sur l'essai chimique des médicaments, par Schmid et Wolfrum. *Paris, Reinwald*, 1877, in-8.

SUREAU (Marie-Mathieu), 1759-1812, pharmacien en chef de la garde impériale, a servi comme pharmacien de la marine avant d'appartenir au corps de santé de l'armée de terre. Il est mort pendant la retraite de Russie. Sureau n'a rien livré à la publicité, mais il a pris une grande part aux travaux de la Société de pharmacie dont il a été le secrétaire général.

A consulter : Notice nécrologique par Cadet, in *Bulletin de pharmacie* de 1813.

THIRIAUX (J.-B.-J.), 1794-1876, membre du Conseil de santé des armées, ancien professeur aux hôpitaux militaires d'instruction, a été retraité en 1858 comme pharmacien inspecteur. Il a présidé le comité de rédaction du *Formulaire pharmaceutique des hôpitaux militaires de* 1857.

— Sur l'organisation de la pharmacie en Espagne. (*Journ. de pharm.*, t. X, 1824.)

— Essai sur la topographie physique et médicale de Saint-Antoine de Guagno (Corse), et sur l'analyse de ses eaux thermales sulfureuses. *Strasbourg*, 1829.

TRÉMOLIÈRE, pharmacien militaire en 1814.

— Sur le caoutchouc du suc de figuier. (*Bul. de pharm.*, t. VI.)
— Note sur les sangsues. (*Journ. de chim. méd.*, 1re série, t. IV.)
— Examen chimique du virus variolique. (*Id.*, t. IV.)

TRIPIER (François-Marie), pharmacien de l'École de Paris de 1826, a été envoyé comme pharmacien sous-aide à l'armée de la Meuse en 1832, puis à l'hôpital de Briançon et aux ambulances actives de l'armée d'Afrique où il fut promu successivement major de 2e classe, major de 1re classe et principal de 2e classe. Il ne rentra en France qu'en 1851 pour remplacer Millon à Lille et passa plus tard à l'hôpital militaire du Gros-Caillou avec le grade de principal de 1re classe. Retraité en 1864, il est mort à Cherchell (Algérie) en 1876 ; il était né à Saint-Léger (Yonne) en 1801.

Tripier possédait à un haut degré toutes les qualités du pharmacien militaire ; il savait voir et avait l'art de profiter, dans les cas imprévus, des plus faibles ressources laissées à sa disposition. Ce fut en pleine expédition qu'il constata la présence de l'arsenic dans les travertins d'Hammam-Meskoutine. Ces essais repris plus tard l'ont amené à la découverte de l'arsenic dans les eaux (1839).

Tripier a été des premiers à faire connaître les principaux gîtes métallifères de notre colonie algérienne, ses rares charbons fossiles, ses sels gemmes, ses plâtrières, ses sources salées et ses eaux minérales : il a contribué dans une large mesure à l'amélioration du pain des troupes de l'armée d'Afrique.

Ses publications :

— Analyse des eaux thermales du Monestier-de-Briançon. (*Mém. de méd. et ph. mil.*, 1ʳᵒ série, t. XXXVII.)

— Analyse des eaux thermales du Plan du Phazi, près de Mont-Dauphin. (*Id.*, t. XXXIX et *Journ. de ph. et ch.*, 2ᵉ série, t., XXIII.)

— Note sur les eaux de Remollon (Hautes-Alpes). (*Id.*, t. XL, et *Journ. de ph. et ch.*, t. XXIII.)

— Note sur la présence de l'acide oxalique dans les champignons. (*Id.*, t. XLIV et *Journ. de ph. et ch.*, t. XXIV.)

— Analyse de quelques minéraux trouvés dans les montagnes avoisinant Bougie et Constantine. En commun avec Estienne. (*Id.*, t. XLVI.)

— Note sur les dépôts formés par les eaux thermales d'Hammam-Meskoutine en Algérie. (*Id.*, t. XLVI.)

— Analyse des eaux minérales d'Hammam-Berda et d'Hammam-Meskoutine. (*Id.*, t. XLVII et *Comptes rendus de l'Ac. des sc.*, tomes VIII et IX.)

— Lettre adressée à M. Henry sur une eau minérale contenant de l'arsenic. (*Journ. de ph. et ch.*, t. XXV.)

— Association des alcaloïdes aux corps gras : savons d'alcaloïdes. (*Journ. de ph. et ch.*, 3ᵉ série, t. VIII.)

— Sur la composition chimique de l'eau économique de Biskra, puisée à l'entrée de l'oasis. (*Mém. de méd. et ph. mil.*, 2ᵉ série, t. XI.)

— Nouvelles observations relatives au choix, à la conservation à l'emploi des sangsues. (*Id.*, t. XX et *Répertoire de pharm.*, t. XIV.)

— Nouvel examen de la sangsue algérienne, entrepris par ordre du ministre de la guerre, en vue des doutes qui existent encore sur sa valeur thérapeutique. (*Id.*, t. XXII et *Répert. de ph.*, t. XV.)

— Note sur une nouvelle pipette. (*Journ. de ph. et ch.*, 3ᵉ série, t. XXXVIII.)

— Lettre sur la dissolution des alcaloïdes dans les corps gras. (*Id.*, t. XLVI.)

— Analyses des eaux d'Hammam-Mélouane et d'Hammam-Rirah. (Rapportées dans la *Gazette médicale de l'Algérie* de 1856.)

On doit aussi à Tripier un alambic d'essai pour les liquides alcooliques et un procédé breveté pour retirer le cuivre, par voie humide, des minerais de Mouzaïa.

Il a laissé divers mémoires et rapports inédits parmi lesquels nous citerons :

— Sur la culture du pavot blanc en Algérie en vue de la production de l'opium (1839-1842).

Les conclusions de l'auteur sont qu'on ne peut obtenir qu'une récolte par an en Algérie ; il faut semer en décembre et élever la plante de semis, car la transplantation n'est pas praticable. On peut recueillir par jour 60 grammes d'opium sec contenant 8 p. 100 de morphine : le prix élevé de la main-d'œuvre permettra difficilement de rivaliser avec les pays de production.

— Analyses des eaux minérales du Sud de la province d'Oran envoyées par le général Daumas, consul à Mascara (1840).

Dans presque toutes ces eaux il y a du nitrate de potasse ; les eaux du littoral n'en contiennent pas. Tripier insiste sur ce fait qui a été plus tard observé par Millon et a servi de base à sa théorie de la nitrification.

— Note sur le Mouzaïa et quelques autres gisements, en réponse à une demande du général Vaillant (1841).

Cette note a dû être insérée au *Journal officiel* du Gouvernement de l'Algérie.

— Sur un lichen esculentus envoyé du Djebel-Amour par le général Yusuf (1847).

Le *lichen esculentus*, signalé pour la première fois par Pallas dans ses voyages en Asie, a été retrouvé par Fée, en Algérie, pendant une expédition au sud de Mascara. Ses propriétés alimentaires, d'après les recherches de Tripier, sont à peu près nulles.

— Rapport sur les perfectionnements à apporter au pain du soldat d'Afrique (1847).

Tripier demande (ce qui a été accordé depuis) que le taux de blutage du blé dur qui était fixé à 5 p. 100 soit porté à 10 p. 100. « Écartez, dit-il, du pain de munition

: le plus de son possible ; éliminez tout ce surcroît d'eau qu'il a fallu jusqu'ici y renfermer pour satisfaire aux exigences des règlements : il deviendra plus parfait, plus digestif, d'une conservation mieux assurée et, quelle que soit la diminution de son poids, il aura conservé toute sa puissance alibile, il n'aura perdu que des défauts. »

— Rapport sur des draps de lit livrés à l'administration de la guerre en 1847.

L'analyse de ce rapport se trouve dans une *Note sur une cause d'altération des toiles* insérée dans les *Comptes rendus de l'Académie des sciences* de 1881 et dans le *Journal de pharmacie et de chimie.*

TURPIN (Pierre-Jean-François), membre de l'Institut, né à Vire en 1775, mort en 1840, a étudié la flore de l'île Saint-Domingue pendant qu'il était pharmacien militaire au corps expéditionnaire du général Leclerc (1802).

On a de lui :

— Flore médicale décrite par MM. Chaumeton, Poiret, Chamberet, peinte par mad. E. Panckoucke et par Turpin. *Paris*, 1814-1820, 8 vol.

Et de nombreux mémoires dans les *Annales du Muséum* et les *Comptes rendus de l'Académie des sciences*, sur l'organisation et la vie des végétaux.

— A consulter : Notice biographique sur Turpin, par Achille Richard. *Paris*, 1840.

VERRIER (Pierre-Ernest), pharmacien-major de 2⁰ classe, décédé à Aumale (Algérie) en 1871, à l'âge de quarante ans.

— Sur la revivification des sangsues. (*Mém. de méd. et pharm. milit.*, 3⁰ série, t. X.)
— Préparation de la pommade mercurielle avec le glycérolé d'amidon. (*Id.*, t. X et *Journal de chimie médicale*, 1864.)
— Procédé pour enlever les taches de nitrate d'argent. (*Id.*, t. X, et *Journ. de chim. méd.*, 1865.)

VIDAU (Alfred), né à Moulins en 1844, décédé à Paris en 1882, entrait comme pharmacien-élève à l'École du service de santé militaire de Strasbourg en 1865. Il atteignit rapidement le grade de pharmacien-major de 2ᵉ classe (1874) et fut nommé, après un brillant concours, professeur agrégé à l'École de médecine et de pharmacie militaires du Val-de-Grâce.

— Statique chimique. Action du monosulfure de sodium sur l'azotate d'argent. (*Journ. de ph. et ch.*, 4ᵉ série, t. XXI.)

— Sur quelques réactions peu connues des matières sucrées. (*Id.*, t. XXII.)

— Sur les cuprocyanures et le palladocyanure de potassium. (*Id.*, t. XX et *Mém. de méd. et ph. mil.*, 3ᵉ série, t. XXXI.)

— Action de la lumière sur l'iodure de potassium. (*Id.*, t. XX.)

— Sur les propriétés vermifuges de l'essence d'eucalyptus. (*Id.*, t. XX.)

— Calculs d'urostéalithe (*Id.*, t. XXV.).

— Considérations sur la destruction du phylloxera. *Moulins, Fudez*, 1875.

Vidau a collaboré au *Dictionnaire de médecine de Dechambre* et à la *Gazette hebdomadaire de médecine et de chirurgie*. Il a présenté à la Société de pharmacie, dont il a été le secrétaire annuel, plusieurs rapports insérés au *Journal de pharmacie et de chimie*.

VIDOT, pharmacien à l'armée d'Espagne.

— Lettre à Parmentier sur une espèce d'aloès extrait de l'agave americana. (*Bulletin de pharm.*, t. V.)

VIREY (Julien-Joseph), né à Hortes dans la Haute-Marne en 1775, débuta dans la pharmacie militaire comme pharmacien sous-aide à Strasbourg. Il était pharmacien en chef et professeur au Val-de-Grâce, lorsqu'il fut obligé d'abandonner ces fonctions en 1814. Il fut présenté par l'Institut en 1825 pour la chaire d'histoire naturelle de l'École de pharmacie de Paris, mais le gouvernement, redoutant les opinions trop libérales du candidat, ne crut pas devoir ratifier ce choix. Virey a présidé la Société de pharmacie après Sérullas; il était membre de l'Académie de médecine et député de la Haute-Marne; il est mort en 1846.

Virey a pris une part très étendue au mouvement scientifique et littéraire de notre siècle ; en dehors des travaux dont nous donnons plus loin la liste, il a coopéré à l'édition des *OEuvres de Buffon de Sonnini* (127 vol. in-8), au *Nouveau Dictionnaire d'histoire naturelle appliquée à l'agriculture et aux arts* (36 vol.), au *Grand Dictionnaire des sciences médicales* (60 vol.), au *Dictionnaire de la conversation et de la lecture* (52 vol.), au *Magasin encyclopédique*, au *Journal de pharmacie*, au *Journal de chimie médicale*, au *Journal complémentaire du dictionnaire des sciences médicales*, à la *Revue médicale*, à la *Feuille du cultivateur* fondée par Parmentier, à l'*Encyclopédie des sciences médicales*, au *Recueil de la Société de médecine* et au *Journal général de médecine*.

Il a annoté l'*Anatomie du gladiateur combattant* de Salvage (Paris, 1812) ; enfin il a laissé des Mémoires d'histoire naturelle appliquée à l'agriculture qui n'ont pas été publiés (Quérard).

Liste chronologique des travaux de Virey :

— 1797. Sur l'origine de la résine tacamahaca. (*Journ. de la Soc. des pharm. de Paris*, 1797.)

— 1797. De l'origine des diverses espèces d'ipécacuanha. (*Id.*, 1797.)

— 1798. Remarques d'histoire naturelle botanique sur plusieurs substances végétales étrangères de la matière médicale. (*Id.*, 1798.)

— 1799. Du lait. (*Id.*, 1799.)

— 1799. Esquisse historique sur les accroissements successifs de la matière médicale jusqu'à nos jours. (*Id.*, 1799.)

— 1799. Sur la classe des vers. (*Journal de physique*, tomes XLVII et XLVIII.)

— 1799. Considérations générales sur les aliments tirés des diverses classes du règne animal, et leurs influences sur le corps humain. (*Recueil de la Soc. de méd. de Paris*, t. VI.)

— 1799. Des odeurs que répandent les animaux vivants. (*Id.*, t. VIII.)

— 1799. Considérations sur les philtres des anciens. (*Magasin encyclopédique*, an VII.)

— 1800. Réflexions géogoniques et chimiques sur les volcans. (*An. de chimie*, t. XXXVI.)

— 1801. Histoire naturelle du genre humain précédée d'un discours sur la nature des êtres organiques et sur l'ensemble de leur physiologie. *Paris, Dufort*, an IX, 2 vol. in-8; nouv. édition augmentée en 1824, *Paris, Crochard*, 3 vol. in-8.

Cet ouvrage a été traduit en italien et en anglais.

— 1802. De l'éducation publique et privée des Français. *Paris, Déterville*, an XI, in-8.

—1808. L'art de perfectionner l'homme, ou de la médecine spirituelle et morale, suivie d'un essai sur les caractères, les mœurs et les complexions des hommes illustres de Plutarque. *Paris, Déterville*, 1808, 2 vol.

— 1808. Considérations physiologiques sur la production de la graisse des animaux.

—1810. De l'influence des femmes sur le goût dans la littérature et les beaux-arts, pendant les xviie et xviiie siècles. Discours qui a remporté le prix sur cette question proposée par la Société des sciences, lettres et arts de Mâcon en 1809. *Paris, Déterville*, 1810, in-8 de 64 pages.

Ce discours a été réimprimé dans l'ouvrage suivant :

— De la femme dans ses rapports physiologique, moral et littéraire. *Paris, Crochard*, 1823, in-18. Nouvelle édition augmentée t complétée par une dissertation sur les mœurs des différentes époques. *Paris*, 1824, in-8.

— 1811. Sur l'alcornoque, remède employé en Espagne. (*Bulletin de pharmacie*, t. III et V.)

— 1811. Notice sur la fève de Tonka. (*Id.*, t. III.)

— 1811. Considérations sur les couleurs des médicaments simples du règne végétal, comme indices de leurs propriétés. (*Id.*, t. III.)

— 1811. Discours sur l'origine des animaux et sur les plantes du nouveau continent.

— 1811. Traité de pharmacie théorique et pratique, contenant les éléments de l'histoire naturelle de tous les médicaments, etc. *Paris, Ferra*, 1811, 3 vol. in-8. — 2e édition publiée en 1819, la 3e en 1823, la 4e en 1833.

— 1812. Observations sur les plantes qui fournissent la racine d'orcanette. (*Bul. de ph.*, t. IV et VI.)

— 1812. Remarques sur les différents états des racines recueillies en automne et au printemps. (*Id.*, t. IV.)

— 1812. Notes sur l'acide boracique natif : sur le nard des montagnes. (*Id.*, t. IV.)

— 1812. De l'osmologie ou histoire naturelle des odeurs avec leur classification et des observations sur leur nature et leurs diverses modifications. (*Id.*, t. IV.)

— 1812. Observation sur une encre indélébile par les acides. (*Id.*, t. IV.)

— 1812. Rapport sur les sirops de sucre de canne, de betterave et de miel, par Virey, Pelletier et Boudet. (*Id.*, t. IV.)

— 1812. Sur l'histoire naturelle du Kino. (*Id.*, t. IV.)

— 1812. Notice sur un onguent contre la gale des moutons décrit par Virgile avec notes critiques d'histoire naturelle et de philologie. (*Id.*, t. IV.)

— 1812. De l'état actuel de nos connaissances sur l'histoire naturelle des quinquinas et de leurs différentes espèces. Mémoire pour servir à leur étude. (*Id.*, t. IV.)

— 1812. Des huiles de graines de crucifères et d'autres plantes, avec l'examen des meilleurs procédés pour les épurer. (*Id.*, t. IV.)

— 1813. Expériences sur le mélange de tartrate de potasse antimonié avec la thériaque. (*Id.*, t. V.)

— 1813. Du Népenthès, remède exhilarant, donné par la belle Hélène à Télémaque selon Homère. (*Id.*, t. V.)

— 1813. Nouvelle méthode de préparer les extraits des plantes vireuses. (*Id.*, t. V.)

— 1813. Des rapports de l'histoire naturelle des insectes avec l'art pharmaceutique et description de plusieurs nouveaux insectes vésicatoires. (*Id.*, t. V.)

— 1813. Observations d'histoire naturelle médicale : 1° Des espèces de *radiaires* qui rendent les moules vénéneuses et des remèdes qu'on doit employer lorsqu'on en est incommodé ; 2° Observation sur la *pelote de mer* employée en médecine comme antiscrofuleuse et comme vermifuge ; 3° Recherche sur l'origine de la gomme Jedda. (*Id.*, t. V.)

— 1813. Notice sur le tartrate de potasse et de soude. (*Id.*, t. V.)

— 1813. Méthode suivie à la pharmacie centrale pour la préparation des sulfures. (*Id.*, t. V.)

— 1813. Remarques de botanique médicale à propos d'un travail de Guillermond sur les principes actifs du quina jaune. (*Id.*, t. V.)

— 1813. Notice de plusieurs nouvelles plantes usitées dans la médecine ou l'économie domestique et les arts. (*Id.*, t. V.)

— 1813. Histoire naturelle médicale de l'encens et découverte d'un arbre qui le produit. (*Id.*, t. V.)

— 1813. Des fruits alimentaires et de leurs principes constituants avec des observations d'histoire naturelle et de chimie sur leur nature. (*Id.*, t. V.)

— 1813. Du régime alimentaire des anciens et des résultats de la différence de leur nourriture avec celle des modernes. *Paris, Colas,* 1813, in-8.

— 1813. Précis historique sur la vie et les ouvrages de Lagrange. *Paris, Courcier,* 1813.

— Des médicaments aphrodisiaques en général et en particulier sur le *dudaim* de la Bible. *Paris, Colas,* 1813, in-8.

— 1814. De la vie et des ouvrages de Parmentier. *Paris, Colas,* 1814, in-8.

— 1814. Ephémérides de la vie humaine ou recherches sur les révolutions journalières et la périodicité de ses phénomènes dans la santé et les maladies. *Paris,* 1814.

— 1814. Histoire naturelle des nouveaux médicaments récemment introduits dans la matière médicale. (*Bul. de ph.*, t. VI.)

— 1814. Sur la trempe de l'airain. (*Id.*, t. VI.)

— 1814. Sur un poison employé dans l'Inde contre la morsure des serpents. (*Id.*, t. VI.)

— 1814. Sur le *moly* d'Homère. (*Id.*, t. VI.)

— 1814. Sur la nature et la formation des bulles à la surface [de différents liquides. (*Id.*, t. VI.)

— 1814. Sur des médicaments importants qui manquent essentiellement dans le service des hôpitaux militaires. (*Id.*, t. VI.)

— 1815. Des différentes sortes de thé. (*Jour. de ph. et ch.*, t. I.)

— 1815. Sur l'art de rendre la médecine agréable. (*Id.*, t. I.)

— 1815. Matière médicale d'Hippocrate. (*Id.*, t. I.)

— 1816. Nouvelles considérations sur l'histoire et les effets hygiéniques du café. *Paris,* 1816, in-12.

— 1816. Considérations sur le froid et ses effets. (*Jour. de ph. et ch.*, t. II.)

— 1817. Remarques sur la disposition géographique des végétaux alimentaires et son influence sur le genre de la vie des hommes. (*Id.*, t. III.)

— 1817. Sur le tapioca. (*Id.*, t. III.)

— 1817. Remarque sur les vers intestinaux qu'on trouve dans l'homme. (*Id.*, t. III.)

— 1818. Recherches historiques sur la manne des Hébreux et les mannes diverses de l'Orient. (*Id.*, t. IV.)

— 1818. Nouvelles recherches sur l'origine et l'époque de l'introduction des pommes de terre en Europe. (*Id.*, t. IV.)

— 1818. Notice sur les châtaignes du Brésil. (*Id.*, t. IV.)

— 1818. Des animaux médecins d'eux-mêmes ou de la découverte de plusieurs remèdes par les bêtes. (*Id.*, t. IV.)

— 1818. Notice sur la fausse salsepareille. (*Id.*, t. IV.)

— 1818. Recherches médico-philosophiques sur la nature et les facultés de l'homme. *Paris, Panckoucke*, 1818, in-8.

— 1818. Examen impartial de la médecine magnétique. *Paris*, 1818, in-8.

— 1819. Recherches sur le *lycion* des anciens. (*Jour. de ph. et ch.*, t. V.)

— 1819. Notes sur la maniguette, le séné, l'ambre gris. (*Id.*, t. V.)

— 1819. Des substances naturellement phosphorescentes. (*Id.*, t. V.)

— 1820. Notice sur des insectes coléoptères de la famille des Scarabées servant de savon. (*Id.*, t. VI.)

— 1820. Histoire naturelle des galles des végétaux et des insectes qui les produisent. (*Id.*, t. VI.)

— 1820. Remarques sur les propriétés des végétaux en général. (*Id.*, t. VI.)

— 1820. Note sur des médicaments peu connus. (*Id.*, t. VI.)

— 1820. Histoire naturelle des médicaments, des aliments et des poisons tirés des trois règnes de la nature, etc. *Paris, Ferra*, 1820, in-8.

— 1821. Histoire des mœurs et de l'instinct des animaux. Cours fait à l'Athénée de Paris. *Paris, Déterville*, 1821, 2 vol. in-8.

— 1821. Notice sur le *chirayita*, plante fébrifuge très usitée dans l'Indostan et introduite en France. (*Mém. de méd. et ph. milit.*, 1re série, t. IX.)

— 1821. Considérations sur l'origine du maïs. (*Journ. de ph. et ch.*, t. VII.)

— 1821. Observations sur l'histoire naturelle de la laque. (*Id.*, t. VII.)

— 1821. Notice sur quelques végétaux étrangers alimentaires naturalisés en France. (*Id.*, t. VII.)

— 1822. Recherches sur l'asphalte. (*Id.*, t. VIII.)

— 1822. De la puissance vitale considérée dans ses fonctions physiologiques chez l'homme et tous les êtres organisés, avec des recherches sur les forces médicatrices et les moyens de prolonger l'existence. *Paris, Crochard*, 1822, in-8 .

— 1823. Chimie organique de Gmelin traduite par Ineichen avec des notes et des additions sur diverses parties de la chimie et de la physiologie par Virey. *Paris, Ferra*, 1823, in-8.

— 1823. Observations sur des végétaux de la Perse et de l'Asie Mineure. (*Journ. de ph. et ch.*, t. IX.)

— 1823. Note sur l'organisation des tissus végétaux dans les galles. (*Id.*, t. IX.)

— 1825. Note sur les caractères distinctifs de la graine de croton tiglium. (*Id.*, t. XI.)

— 1825. Discours prononcé sur la tombe du comte de Lacépède, associé libre de l'Académie de médecine. *Paris, Rignoux*, 1825.

— 1826. Des maladies de la littérature française : consultation sur son état actuel. *Paris, Ponthieu*, 1826, in-8 de 40 p.

— 1826. Note sur le patchouly. (*Journ. de ph. et ch.*, t. XII.)

— 1826. Recherches sur les poivriers et la racine d'ava. (*Id.*, t. XII.)

— 1826. Note sur la matière glutineuse produite par l'atractylis gummifera. (*Id.*, t. XII.)

— 1827. Notes sur le kino, sur le vétiver. (*Id.*, t. XIII.)

— 1828. Notice sur le mylabre de la chicorée ou la cantharide des anciens. (*Id.*, t. XIV.)

— 1828. Considérations sur la matière médicale de l'Indostan. (*Id.*, t. XIV.)

— 1828. Note sur la manne. (*Id.*, t. XIV.)

— 1828. Hygiène philosophique. *Paris, Crochard*, 1828, in-8.

— 1828. Discours prononcé aux funérailles de Bosc, membre de l'Institut. *Paris*, 1828, in-8.

— 1829. Discours prononcé aux funérailles de J. P. Boudet. *Paris*, 1829, in-8.

— 1829. Notice sur la racine Cainca. (*Journ. de ph. et ch.*, t. XV.)

— 1831. Diversité d'action des poisons sur la diversité des organismes. (*Journ. de chimie médicale*, t. VII.)

— 1832. Notice sur les charrues. (*Id.*, t. IX.)

— 1832. Notice nécrologique sur G. S. Sérullas. *Paris, Fain*, 1832, in-8.

— 1832. Petit manuel d'hygiène prophylactique contre les épidémies. *Paris*, 1832, in-18.

— 1835. Philosophie de l'histoire naturelle ou phénomènes de l'organisation animale et végétale. *Paris, Baillière*, 1835, in-8.

— 1838. Polarité de l'organisme considérée dans le règne animal. (*Compt. rendus de l'Ac. des sc.*, t. VII.)

— 1839. Sur l'insecte qui produit la cire d'arbres des Chinois, le *coccus ceriferus*. (*Id.*, t. X.)

— 1841. Sur la nécessité d'avoir égard, dans le classement des races humaines, à la position du trou occipital. (*Id.*, t. XIII.)

— 1843. De la physiologie dans ses rapports avec la philosophie. *Paris, Baillière*, 1843, in-8.

A consulter :

— Notice sur la vie et les travaux de Virey, par Soubeiran. (*Journal de pharmacie* de 1846.)

WAHL (Salomon), pharmacien-major de 1re classe, retraité en 1881.

— La pharmacie centrale de la IIe armée de la Loire. (*Mém. de méd. et pharm. milit.*, 3e série, t. XXIX.)

FIN.

Liste des pharmaciens militaires dont les travaux sont rapportés dans cet ouvrage.

Alyon.
André.
Antoine.
Astier.
Athénas.
Aubry.
Bailly.
Barthez.
Bayen.
Bedeau.
Berquier.
Bertrand.
Bézu.
Beylier.
Bizos.
Blaze.
Bompois.
Bordes.
Bories.
Boudet.
Bouillod.
Bourlier.
Brault.
Brauwers.
Brongniart (A. L.).
Brongniart (Al.).
Brouant.
Bruloy.
Cadet de Gassicourt (Cl. L.).
Cadet de Gassicourt (L. Ch.).
Cadet de Vaux.
Capiomont.
Castagnoux.
Cauvet.
Chambert.
Chapuis.
Chaumeton.
Choulette.
Claude.
Cluzel.
Commaille.
Coulier.
Daenzer.

Damart.
Dauzats.
Delestre.
Delezenne (Ch.).
Delezenne (E.).
Demachy.
Demortain.
Desbrière.
Desertine.
Dhéré.
Dieu.
Dizé.
Duplat.
Dupuis.
Dreyer.
Estienne.
Fabulet.
Fauché.
Fée.
Fégueux.
Fiard.
Figuier.
Fortier.
Fortin.
Fournez.
Galinier.
Gannal.
Garreau.
Gérard.
Germain.
Gessard.
Gillet.
Granet.
Guéret.
Guérette.
Guitton.
Henri.
Hermann de la Hogue.
Holandre.
Humbert.
Husson.
Idt.
Jacob.
Jaussin.

Jeannel.
Jeunet.
Judas.
Jullier.
Kremer.
Labarraque.
Lacarterie.
Lalouette.
Lambert.
Lancelot.
Langlois.
Lapeyre.
Laprévotte.
Latour.
Laubert.
Laugier.
Lauras.
Laurens.
Lefébure.
Lefranc.
Leprieur.
Le Roy.
Leroy.
Lesauvage.
Lestiboudois.
Levasseur.
Lévy.
Lodibert.
Malatret.
Marseilhan.
Martin.
Massie.
Masson-Four.
Métrasse.
Meurdefroi.
Millon.
Millot.
Monsel.
Morelot.
Morin.
Musculus.
Nestler.
Novario.
Palanque.
Pallas.

Paradis.
Parmentier.
Passabosc.
Payssé.
Pelletier.
Pérès.
Périnet.
Peyre.
Pia.
Poggiale.
Pressoir.
Privat.
Rathelot.
Renier.
Reymond.
Rezès.
Rives.
Robaglia.
Robert.
Robillard.
Robiquet.
Roger.
Rouchor.
Roussel.
Roussin.
Rouyer.
Sage.
Saxe.
Sérullas.
Servoisier.
Steinhel.
Strohl.
Sureau.
Thiriaux.
Trémolière.
Tripier.
Turpin.
Verrier.
Vidau.
Vidot.
Virey.
Whal.

Liste des principaux ouvrages dans lesquels nous avons puisé nos matériaux.

La France littéraire, par M. J. Quérard. *Paris, Didot*, 1827-1839, 10 vol. in-8.

La littérature française contemporaine, par Bourquelot. *Paris, Daguin et Delaroque*, 1842-1857, 6 vol. in-8.

Catalogue général de la librairie française de 1840 à 1882, par Lorenz. *Paris, Lorenz*, 1867-1882, 6 vol. in-8.

Ces trois ouvrages donnent la liste des livres français publiés depuis 1700 jusqu'à nos jours.

Bibliographie biographique universelle, par OEttinger. *Paris, Lacroix*, 1866, 2 vol.

Nouveau dictionnaire historique, par Chaudon et Delandine, 8e édition. *Lyon, Bruyset*, an XI, 12 vol.

Dictionnaire de médecine ancienne et moderne, par Dezeimeris. *Paris, Béchet*, 1828.

Biographie universelle, par Feller. *Paris, Gruthier*, 1834.

Mémoires de l'Académie royale des sciences de Paris depuis 1666 jusqu'en 1790.

Mémoires de l'Académie des sciences de l'an VI à 1878.

Mémoires présentés par divers savants à l'Académie des sciences de 1806 à 1877.

Comptes rendus hebdomadaires des séances de l'Académie des sciences de 1835 à 1882.

Journal de physique de 1752 à 1823.

Recueil d'observations de médecine des hôpitaux militaires, par Richard de Hautesierck, 1766-1772.

Journal de médecine militaire, par Dehorne, 1782-1788.

Recueil de mémoires de médecine, de chirurgie et de pharmacie militaires, 1815-1882.

(1re série, 1815 à 1845. — 2e série, 1846 à 1858. — 3e série, 1859 à 1882.)

Annales de chimie de 1789 à 1815.

(1re série des *Annales de chimie et physique*.)

Annales de chimie et de physique de 1816 à 1882.

(2e série, 1816 à 1840. — 3e série, 1841 à 1863. — 4e série, 1864 à 1873. — 5e série, 1874 à 1882.)

Journal de la Société des pharmaciens de Paris, par Fourcroy, Vauquelin, Parmentier, Deyeux et Bouillon-Lagrange, 1797-1799.

Bulletin de pharmacie rédigé par Parmentier, Cadet, Planche, Boullay, Boudet, Destouches et Virey, 1809-1814.

(1re série du *Journal de pharmacie et de chimie*.)

Journal de pharmacie et des sciences accessoires, 1815-1841.

(2e série du *Journal de pharmacie et de chimie*.)

Journal de pharmacie et de chimie, 1842-1882.

(3e série, 1842 à 1864. — 4e série, 1865 à 1880. — 5e série, 1881 à 1882).

Annales du Muséum de 1802 à 1813.

Annales des sciences naturelles de 1824 à 1882.

(1re série, 1824 à 1833. — 2e série, 1834 à 1843. — 3e série, 1844 à 1853. — 4e série, 1854 à 1863. — 5e série, 1864 à 1874.)

Annales d'hygiène publique et de médecine légale de 1828 à 1882.

(1re série, 1828 à 1853. — 2e série, 1854 à 1878.)

Journal de chimie médicale, de pharmacie et de toxicologie de 1825 à 1870.

(1re série, 1825 à 1834. — 2e série, 1835 à 1844. — 3e série, 1845 à 1854. — 4e série, 1855 à 1864. — 5e série, 1865 à 1870.

Répertoire de pharmacie de 1844 à 1872.

Répertoire de pharmacie et Journal de chimie médicale réunis de 1872 à 1882.

Le Moniteur scientifique de Quesneville de 1857 à 1882.

L'Union pharmaceutique de 1860 à 1882.

Mémoires de l'Académie de Metz de 1819 à 1871.

Gazette médicale de l'Algérie de 1856 à 1874.

Description de l'Égypte ou Recueil des observations faites en Égypte pendant l'expédition de l'armée française. *Paris, imprimerie impériale*, 1809 et suiv.

Expédition scientifique de Morée. *Paris, Levrault*, 1832.

Archives de la commission scientifique du Mexique. *Paris, imprimerie impériale*, 1864-1867.

Histoire des progrès des sciences naturelles depuis 1789 jusqu'à 1830, par G. Cuvier. *Bruxelles, Hauman*, 1838, 2 vol.

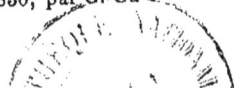